U0351066

"十四五"国家重点出版物出版规划项目

人工智能重大基础研究丛书

脑电信号分析处理理论与脑机接口技术

EEG Signal Processing and Brain Computer Interface Theory and Technology

徐欣　徐挺挺　晏善成　编著

中国教育出版传媒集团

高等教育出版社·北京

内容简介

　　本书针对目前脑科学研究领域的热点问题，系统阐述了脑电信号分析处理及脑机接口技术的理论方法及实际应用。全书共 8 章，分为 3 部分。第 1 部分为第 1 章绪论，概述脑电信号处理及脑机接口相关知识、研究现状及应用前景。第 2 部分包括第 2—4 章，介绍脑电信号的分析及处理方法，主要内容包括脑电信号的采集、预处理、特征提取及特征分类。第 3 部分为脑机接口技术分析和应用，由第 5—8 章组成，主要介绍脑机接口技术现有的应用，包括癫痫检测、运动想象、专注力训练和情绪脑电信号识别等。

　　本书可以作为通信与电子工程、信号与信息处理、控制科学与工程、生物医学工程等专业的教学参考书，也可供相关专业研究人员及工程技术人员参考使用。

图书在版编目（ＣＩＰ）数据

　　脑电信号分析处理理论与脑机接口技术 / 徐欣，徐挺挺，晏善成编著 . -- 北京 : 高等教育出版社，2024.6
　　ISBN 978-7-04-061796-2

　　Ⅰ . ①脑… Ⅱ . ①徐… ②徐… ③晏… Ⅲ . ①脑科学 - 人 - 机系统 - 研究 Ⅳ . ① R338.2 ② R318.04

　　中国国家版本馆 CIP 数据核字（2024）第 044294 号

NAODIAN XINHAO FENXI CHULI LILUN YU NAOJI JIEKOU JISHU

| 策划编辑 | 冯 英 | 责任编辑 | 刘 英 | 封面设计 | 张雨微 | 版式设计 | 童 丹 |
| 责任绘图 | 黄云燕 | 责任校对 | 刘丽娴 | 责任印制 | 沈心怡 | | |

出版发行	高等教育出版社	网　　址	http://www.hep.edu.cn
社　　址	北京市西城区德外大街 4 号		http://www.hep.com.cn
邮政编码	100120	网上订购	http://www.hepmall.com.cn
印　　刷	涿州市星河印刷有限公司		http://www.hepmall.com
开　　本	787 mm×1092 mm　1/16		http://www.hepmall.cn
印　　张	10.75		
字　　数	230千字	版　　次	2024 年 6 月第 1 版
购书热线	010-58581118	印　　次	2024 年 6 月第 1 次印刷
咨询电话	400-810-0598	定　　价	129.00 元

本书如有缺页、倒页、脱页等质量问题，请到所购图书销售部门联系调换
版权所有　侵权必究
物 料 号　61796-00

前　言

随着经济与社会的不断发展, 人工智能、脑科学等科学技术取得了突破性的进步, 但对于人类大脑的研究还有很多未知的问题需要解决。近年来, 人类对大脑的研究早已不局限于生物学科或者医学学科, 计算机、通信、电子、自动化等学科的科研人员也纷纷加入探索脑科学奥秘的队伍中, 脑机接口 (Brain-Computer Interface, BCI) 就是这种跨学科研究的重要内容之一。推动脑机接口系统、脑器交互系统和以人工智能技术为导向的类脑研究的发展也成为重要的研究方向之一。

目前该项研究还需要解决一些重大问题, 例如交互的原理与机制、重大脑疾病的干预和调控以及类脑智能等问题。本书通过研究多种方法尝试解决一些问题, 系统阐述了脑电信号分析处理在脑机接口技术中的研究。书中涵盖了脑机接口技术中脑电信号采集、脑电信号预处理、脑电信号特征提取的小波变换 (Wavelet Transform, WT)、共空间模式 (Common Spatial Pattern, CSP)、脑电信号特征分类的支持向量机 (Support Vector Machine, SVM) 等理论和方法, 详细描述了脑电信号处理与分析的基本原理与方法, 并且通过若干仿真和实验进行了对比分析与验证。

本书可以作为通信与电子工程、信号与信息处理、控制科学与工程、生物医学工程等专业的教学参考书, 也可供相关专业研究人员及工程技术人员参考使用。

目　录

第 1 章
绪论

1.1 脑科学概述

大脑是人体的 "指挥官", 人类的思想、运动、感觉和记忆等都由大脑进行控制。可以说, 通过了解大脑就可以了解人类自身, 而脑科学就是这样一门以探索大脑奥秘为宗旨的前沿学科。脑科学也被称为神经科学, 是对大脑和神经系统的结构与功能进行研究的学科。脑科学的研究能帮助我们了解大脑和神经系统的工作方式, 挖掘大脑功能的基本机制, 从而对医疗与健康、学习与工作等多个方面产生积极的影响。

人类对大脑的探索有着悠久的历史, 数千年前, 古埃及人就已经开始尝试对大脑和神经系统进行观察, 但他们只能基于神话对大脑做出一些猜想, 并没有实质性的科学依据。几千年来, 人类从未停止探索大脑的脚步, 时至今日, 脑科学已成为一门重要的学科, 相关研究人员不再依靠神话和猜想来研究大脑, 而是利用科学的丰富的方法和手段对大脑进行更深入的探秘。进入 21 世纪, 随着信号处理、自动化、计算机科学以及人工智能等诸多学科的快速发展, 脑科学也迎来了前所未有的研究浪潮。除医学和生物学相关领域外, 信号处理、自动化、计算机科学以及人工智能等多个领域的科研人员也加入了脑科学的研究队伍, 今天的脑科学已经进入多学科交叉的时代, 医学、认知心理学、化学、信号与信息处理、计算机科学与技术、人工智能等众多学科的进展在脑科学的相关研究中发挥了重要的作用。

有很多原因促使我们去研究和探索大脑, 如了解大脑如何运作、改善生理和心理健康、帮助疾病治疗、加强学习和记忆的能力、优化认知水平等。中国科学院蒲慕明院士将探索大脑的好处总结为三点: 第一, 对大脑的深入理解标志着人类对大自然更深入的了解; 第二, 保护大脑、促进智力发展, 防止大脑的衰退以及脑疾病的产生; 第三, 模拟大脑, 创造出具有像人一样智慧的机器 [1]。正因为具有众多优势和极大的潜力, 脑科学的发展得到了世界各国的重视。美国在 2004 年就推出了 "神经科学研究蓝图" 框架; 法国在 2010 年设立了神经系统科学、认知科学、神经学和精神病学主题研究所; 欧盟也在 2013 年将人类脑计划确定为其 "未来和新兴技术" 之一。我国科学家经过 4 年的讨论, 于 2018 年正式确定了中国脑计划的内容 [2]。中国脑计划有三大支柱, 也就是 "一体两翼" 的顶层设计, 其中主体结构是脑认知功能的神经网络基础, 一翼是脑疾病的诊断与治疗, 另一翼是类脑人工智能、类脑计算、脑机接口等与人工智能相关的新技术 [3]。

脑科学仍在不断进步, 可以期望的是, 未来脑科学的发展及其成果会给我们的生活带来极大的影响。

1.1.1 大脑的结构与功能

大脑是人类中枢神经系统中最重要的器官, 其质量约占人体质量的 2%。人类的大脑与其他脊椎动物的大脑有许多相似之处, 如脑部区域的基本划分等。人们从大脑皮层区域开始探索大脑, 并根据大脑皮层中电位的变化来分析和探索大脑特有的特征。大脑皮层位于大脑半球表面, 也是大脑中最大的部分 [4]。它通常参与大脑高级功能的运作, 如意识活动、思考、行为控制等。大脑是人体的中央处理单元, 被划分为左半球和右半球, 它参与人们日常生活的所有活动, 包括语言交流、情绪调节、记忆存储和恢复、思考和行为控制等。大脑的形状与核桃仁相似, 两者均有明显的沟壑和裂缝。一般称沟壑和裂缝之间隆起的部分为脑回 [5]。根据沟壑和裂缝的分布, 大脑皮层大致可分为 4 个脑叶区域: 前额叶、颞叶、顶叶和枕叶, 如图 1.1 所示, 每个脑叶区域负责不同的任务。

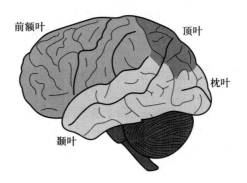

图 1.1　大脑皮层组织结构

前额叶位于大脑前部, 该部分是大脑中最发达的区域 [6]。在日常活动中, 前额叶的功能是让人们根据自己的想法行事。旁中央小叶是前额叶的一部分, 位于额叶的前回和后回, 负责逻辑思维、计算和思考等高级功能的运转。前额叶损伤通常会导致语言功能障碍、思维能力下降、精神分裂症等问题。如果一个人的性格突然变得孤僻、暴躁或者行动出现迟缓等问题, 则很有可能是前额叶出现损伤。

顶叶位于大脑后端的上部。目前的研究表明, 该区域负责接收感知信息, 包括温度感知和压力感知; 人类的逻辑推理和数学运算能力也与顶叶区域的大小正相关, 即统计运算能力和抽象思维能力越强, 顶叶区域越大。顶叶受损时, 可能会导致体象障碍, 失去空间思维能力和疼痛感知能力等。

颞叶位于大脑的左右侧, 主要负责听觉信息的传递以及人类的感觉、记忆、联想等功能的产生。当颞叶出现损伤时, 可导致癫痫、听觉障碍、平衡障碍、记忆力下降、感觉性失语症等一系列问题。

枕叶位于大脑的后部, 是大脑中的视觉中心, 主要负责视觉信息处理、表达能力和抽象思维的综合分析。当枕叶出现损伤时，会出现视觉障碍、记忆力严重衰退、运动知觉丧失等问题。

以上为人类大脑皮层的基本结构与功能，此外大脑还具备认知功能。大脑的认知功能使人类能够感知、学习和记忆，例如，人类非常善于感知复杂的现实世界的场景，并能快速理解所处场景中的各种信息 [7]；对于感知到的事物，人类能对其进行进一步挖掘，发现事物内部的规律，也就是进行学习 [8]；而学习到的知识又能够通过某些方式保存在大脑中，这就是记忆 [9]。从感知到学习再到记忆，都与大脑息息相关。此外，大脑的认知功能使我们在学习或工作时拥有专注力，在遇到困难时拥有思考和解决问题的能力。

1.1.2 脑疾病的诊断与治疗

脑疾病是指损害大脑功能的疾病，包括精神疾病、脑损伤、神经疾病和其他脑部疾病。脑疾病的症状包括情绪波动、焦虑、抑郁、记忆损失、注意力不集中、视觉和听觉障碍等，这些症状可能会导致职业能力、学习能力和社交能力下降。脑疾病的病因复杂，可能包括遗传因素、环境因素、生活方式因素和其他因素。其中遗传因素可能导致患者更容易患上脑疾病，环境因素如暴力、毒品和长期压力可能会导致脑部损伤，而生活方式因素如缺乏运动、高盐高脂饮食和吸烟也可能会导致脑部疾病的发生。在我国，备受关注的社会问题之一就是如何维持正常的大脑功能和智力发育 [1]。

脑疾病的诊断与治疗是一个复杂的过程，因为脑疾病的早期症状往往难以发现，而且脑疾病的种类繁多，诊断和治疗方法也多种多样。脑疾病的诊断通常包括两个步骤：表面症状评估和深层病因评估。表面症状评估通常包括精神状态、认知能力、视觉和听觉能力等的评估，可以通过问诊、观察和测试来进行。深层病因评估通常需要进行医学影像检查，如 CT 扫描、核磁共振扫描和脑电图等；以及实验室检查，如脑脊液分析和脑血管造影等。这些检查可以帮助医生发现脑疾病的潜在病因。

脑疾病的治疗方法通常包括药物治疗、手术治疗和心理治疗等。药物治疗是指使用药物来控制脑疾病的症状，如抗精神病药物、抗抑郁药物和抗认知障碍药物等。手术治疗是指通过手术来修复或改变脑部结构以缓解脑疾病的症状，如脑深部电刺激术、脑血管手术和脑组织病灶切除术等。心理治疗是指使用心理学方法来治疗脑疾病，如心理咨询、行为疗法等。

脑疾病的诊断与治疗是一个综合性的过程，需要医生和患者共同努力，找到适合患者的治疗方案。虽然脑疾病治疗并不容易，但随着医学技术的不断发展，脑疾病的治愈率也在不断提高。

1.1.3 类脑智能

类脑智能是一种新型计算技术，它将人类大脑的神经网络和学习机制应用到计算机中。类脑智能通过模拟神经元和突触来处理信息，与传统计算机的二进制运算方式不同。当前的深度网络计算模型非常优秀，但与人类大脑相比仍有很大差距。如果能开发出类似于人类大脑的计算网络模型和类似神经元的处理硬件，并将其应用于新一代计算机，则可以研制出性能更加优异的计算机，其计算能力将更接近人类大脑，降低能耗的同时提高运算效率[10]。

类脑智能的应用领域广泛，包括计算机视觉、语音识别、自然语言处理、机器学习等。类脑智能的优势在于可以模拟人脑的学习和认知过程，并且能够适应复杂的环境。另外，类脑智能还可以应用于决策支持、智慧交通、智慧医疗等领域。在决策支持系统中，类脑智能可以帮助企业做出更快速、更准确的决策。在智慧交通系统中，类脑智能可以帮助车辆做出更合理的路线选择和交通决策。在智慧医疗系统中，类脑智能可以帮助医生做出更准确的诊断和治疗决策。

此外，类脑智能还可以应用于自然灾害预测和应对、医疗器械控制、工业自动化等领域。在自然灾害预测和应对中，类脑智能可以帮助政府部门更快速、更准确地做出应对决策。在医疗器械控制中，类脑智能可以帮助医生更精确地控制器械，提高治疗效率。在工业自动化中，类脑智能可以帮助企业更快速、更准确地做出生产决策，提高生产效率。

类脑智能的发展也带来了一些挑战，包括能源效率、计算速度和存储空间等方面的问题。然而，类脑智能技术的不断改进和发展，使得它在解决复杂问题方面具有巨大的潜力。

类脑智能的发展前景广阔，类脑智能技术的进一步发展将有助于解决人类社会面临的多种挑战，推动人类社会的进步。

1.2 脑机接口相关知识概述

1.2.1 脑电信号的知识概述

18 世纪的动物电研究是脑电图 (Electroencephalogram, EEG) 研究的起源，Luigi Galvani 教授发现青蛙肌肉和周围神经的带电活动现象，提出了 "生物电" 理论，开创了生物电研究的先河。从生物电到神经电的研究转换经过了很长的一段时间，1857 年，英国学者 Richard Caton 在兔脑上发现了自发的电位活动，进一步实验发现活体动物的大脑中均存在自发的电位活动现象[11]。1890 年，波兰学者 Adolf Bake 发现了狗大脑皮层区域的电位活动。动物电现象和动物大脑皮层的电位活动为之后的研究奠定了理论基础。1924 年，德国学者 Hans Berger 采集到了最早的人类大脑皮层波形图[12]。Hans Berger 将两根白金的针电极作为导体植入颅骨缺损患者的大脑皮层，采集到了人类大脑皮层电位活动的图像，这就是之后被广泛应用的脑电图。Hans Berger 的后续研究发现，人类脑电信号的采集可以通过在受试者头皮上放置电极进行，避免了侵入式的采集。目前头皮脑电信号采集已成为脑电信号最主要的采集方式，同时也将脑科学的研究推向了一个崭新的历史高度。

在人类对脑电信号的探索过程中，由于对脑电信号特性的认知存在一定缺陷，在相当长的时间内脑科学的发展一直处于停滞状态。直到诺贝尔奖得主 E.

Adrian 和学者 B. Mathews 在剑桥大学生理实验室内共同证实了 Hans Berger 的理论, 这才推动了现代脑科学的迅猛发展。

大脑是人体的中央控制单元, 大脑皮层是这个中央控制单元的核心。大脑皮层约有 10^{11} 个神经元, 神经元通过生物离子交换进行信息传递[13]。神经元的动作电位以钾离子、钙离子和钠离子作为传输介质, 离子通道作为传输通道, 介质在通道中的交换传输最终形成了电信号。离子通道中的交换使得神经元在通信过程中形成了微电场。由电位现象产生脑电信号包括以下 3 种解释: 第一种是峰形波产生理论, 神经纤维中的峰形波产生脑电信号, 此说法被大多数学者予以否认, 但峰形波确实对脑电信号存在一定程度的影响; 第二种是树突电位产生理论, 神经生理学家张香桐的研究结果也证实了这一理论的正确性; 第三种是神经元突触后电位理论, 神经元在突触中的传递会形成脑电波, 这也是目前大多数学者认可的学说。图 1.2 展示了神经元经过突触后形成电位的机理, 其中 A、B、C 代表锥体细胞。

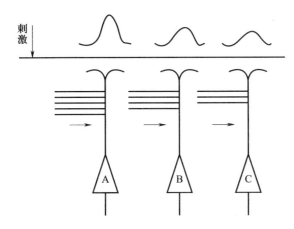

图 1.2 神经元经过突触后形成电位的机理[13]

大脑与其他系统的不同之处在于, 即使没有外部刺激, 也可以有规律地自发放电, 这使脑电信号具有节律性。脑电信号的节律性反映在中枢神经系统的节律性放电中, 只有满足以下两个条件, 才能完成节律性放电。第一个条件是大量神经元同步放电。10^{11} 个神经元分布在人类大脑皮层, 我们采集到的脑电信号实际上是数亿神经元活动产生电场的表现。不同的生理活动在大脑皮层会产生不同的电位活动, 从而产生不同的脑电信号。在相同的刺激、反射等因素下, 也会存在不同的电位节律规律。同步神经元放电是具有周期性的神经元同时放电和抑制产生的共同结果。第二个条件是神经元的排列方向必须相同。神经元的排列决定了电场的方向。当神经元排列在不同方向时, 不同的神经元产生不同方向的电场, 不同方向的电场会产生矢量叠加效应。当神经元的结构相同且电场的方向相同时, 产生强电场并形成强电位信号, 此时可经由头皮电极采集, 这也就是头皮脑电信号的由来。在图 1.2 中, 锥体细胞 A、B 和 C 在大脑皮层中严格按照规则分布。当锥体细胞同时运动时会产生强大的电场, 以确保神经元的电位有节律地变化。

在神经生理学领域，脑电信号的频率范围为 0.1 ～ 100 Hz。根据其频率范围，通常将脑电信号分成 δ、θ、α、β、γ 5 种节律。

δ 节律：频率范围为 0.5 ～ 3 Hz，幅值范围为 20 ～ 200 μV，为高振幅波。δ 节律最常出现于婴儿深度睡眠时，通常存在于疲劳困倦的人脑电波形中。δ 节律通常出现在枕叶和颞叶区域。

θ 节律：频率范围为 4 ～ 7 Hz，幅值范围为 20 ～ 100 μV。一般出现在思考的时候，受到较大精神刺激时也会检测到该节律。θ 节律主要出现在顶叶和颞叶区域。

α 节律：频率范围为 8 ～ 13 Hz，幅值范围为 10 ～ 100 μV。这种节律与视觉刺激有关，当人们受到强烈的视觉刺激时，α 节律会快速减少甚至消失，在平稳状态下 α 节律趋于稳定。α 节律通常出现在顶叶和枕叶区域。

β 节律：频率范围为 14 ～ 30 Hz，幅值范围为 5 ～ 20 μV。当闭上眼睛且身体处于放松状态时，处于前额叶的 β 节律会出现。当睁开眼睛、发出声音或思考时，其他区域也会出现 β 节律。在脑科学研究中，β 节律是较常使用的节律之一。

γ 节律：频率范围为 31 ～ 47 Hz，幅值一般小于 2 μV。当人处于专注或者警觉状态时，通常可以检测到 γ 节律。γ 节律通常出现在前额叶和顶叶区域。

在采集脑电信号前，需要选取合适的实验受试者，设计好实验流程，调制好实验装置，做好实验的准备工作。

关于实验受试者的选择，由于脑电信号的特异性以及年龄、性别、环境、惯用手、教育水平和其他因素的影响，在选择实验受试者时需要进行普适性和可行性分析。

实验前需要的准备工作主要包括检查受试者身体状态和调节其心理状态。目前，脑电信号主要通过干电极或湿电极进行采集。干电极比湿电极更容易操作。然而，考虑到湿电极在准确性方面具有优势，在临床和实验医院中，大多数使用湿电极来采集脑电信号，例如脑科医院使用湿电极采集癫痫患者的脑电图。由于需要在头皮上安放电极，故而要求受试者在实验之前清洗头皮，以防止油性头皮导致脑电阻抗过大，造成采集到的脑电信号误差过大。为了防止低血糖影响大脑的正常活动，宜在受试者饭后 3 小时内进行实验采集。另外，采集脑电信号时，受试者需要保持放松。一些受试者可能对脑电采集设备存在抵触心理，因此需在实验前对受试者进行心理疏导，缓解其紧张、恐惧的心理。

实验设备的准备主要为脑电信号采集系统的准备。根据实验任务的不同，分别选取合适的电极进行信号的采集。脑电信号的采集过程极易受到外界因素的干扰，因此必须在安静和封闭的环境中进行。声音和图像的刺激可能导致脑电信号发生明显变化。因此，在实验过程中应保证无声音发出，保证受试者的视线内无其他无关物体。此外，脑电信号的采集虽然容易受到外部频率干扰和电子设备内部噪声的影响，但因为脑电采集仪器本身有性能的需求，因此也不能在完全屏蔽电磁的实验室进行，只需在安静、空旷、光线适宜的实验室中进行即可。

脑电信号采集设备的工作原理如图 1.3 所示，用湿电极或干电极采集人体头皮的微弱脑电信号，通过系列放大器和滤波器等将采集结果返回信号采集系统中，再反馈到计算机终端。关于导联数量的选择，目前使用较多的有 8、16、32、

64 和 256 导联。随着导联数量的增加，从脑电设备采集的实验数据也更加丰富和准确。然而随着导联可选择性的增加，导联成本也变高，处理实验数据的难度也在上升。

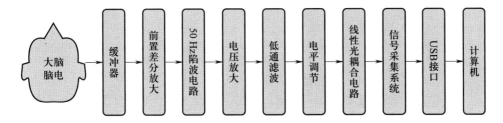

图 1.3　脑电信号采集设备的工作原理

1.2.2　脑机接口与脑器交互概述

人类的生命活动依赖于大脑，大脑皮层中的许多神经元通过突触连接，大脑的生理机制非常复杂。随着脑部带电活动现象被发现，以及之后脑电图的应用，脑电信号逐步走进科研人员的视野。1971 年，使用大脑信号控制假肢的设想开始流行 [14]，也是从那时起，科学家们开始探求大脑波形的秘密，期望通过大脑操控外部设备和环境，该领域被后来的研究人员统称为脑机接口 (Brain Computer Interface, BCI)，其应用迅速扩展 [15]。脑机接口系统通过记录大脑的脑区活动，以进一步在大脑和计算机之间进行通信，从而达到控制外部设备的目的。脑机接口技术涉及的学科众多，包括神经外科、计算机科学、通信、物理以及数学等学科。脑机接口系统目前主要有以下两个应用方向 [16]：一是研究控制外部设备，包括虚拟和现实的场景；二是康复期的闭环系统，其反馈回路在训练或调节脑区活动起着较为重要的作用。

目前，可以通过多种神经成像方法来记录大脑活动 [17]，这些方法可分为侵入式和非侵入式两类。最常用的侵入式和非侵入式方法分别为皮层脑电图 (Electro corticogram, ECoG) 和脑电图。皮层脑电图是颅内脑电图的一种，是从大脑皮层记录的，而其他侵入式方法使用单神经元动作电位、多神经元动作电位和局部场电位等记录大脑内的信号 [18]，这些信号包含的高质量的空间和时间特征是成功解码生物学特征的重要参数 [19]。侵入式电极在动物试验上的成功使用，对上肢运动的规律进行了解密，促成了 3D 空间中假肢装置的精确控制 [20]。然而，侵入式风险高、创伤大以及记录脑电信号质量会随时间的推移而变差。因此，在实际中使用侵入式方法进行的研究较少。功能性磁共振成像 (functional Magnetic Resonance Imaging, fMRI)、脑磁图 (Magnetoencephalography, MEG)、近红外光谱 (Near Infrared Spectrum Instrument, NIRS) 和脑电图等非侵入式方法得到了广泛应用。

在非侵入式方法中，由于直接测量神经活动、成本低和携带方便等优点，EEG 被认为是最流行的非侵入式方法。EEG 测量神经元、树突、突触在兴奋状态下电流流动引起的大脑电位活动，可测量大脑皮层区域，也可测量大脑深层结构。EEG 通过在头皮上放置电极来记录脑电信号。

广泛使用的脑电控制信号简要介绍如下。

(1) 运动相关皮层电位 (Movement-Related Cortical Potential, MRCP) [21] 是脑电记录中的一种低频负移, 发生在神经元自主运动产生前 2 s。MRCP 复制了神经元的计划和使用过程, 其中行为意图和系统反馈之间的延迟对诱导至关重要。

(2) 错误相关电位 (Error-related Potential, ErrP) 被用在事件相关电位 (Event-Related Potential, ERP) 中, 可用于纠正 BCI 错误。当受试者执行给定任务的意图与 BCI 提供的响应不匹配时, ErrP 就会发生 [22]。

(3) 缓慢皮层电位 (Slow Cortical Potential, SCP) [23] 是皮层活动中变化非常缓慢的一种电位, 通常可以持续数百毫秒到几秒, 通过一些操作性的条件反射, 可以使这些变化变为正或负。由于 SCP 的控制是通过操作条件调节实现的, 因此掌握这种信号通常需要很长的训练时间。有研究证实, SCP 是一种较为稳定的信号。

(4) 稳态诱发电位 (Steady-State Evoked Potential, SSEP), 当用户感觉到周期性刺激 (如闪烁的照片或调幅的声音) 时, SSEP 就会出现 [24]。SSEP 的一个重要特征是刺激频率或谐波与脑电信号频率相同。SSEP 分为 3 类, 其中使用最多的为稳态视觉诱发电位 (Steady-State Visually Evoked Potential, SSVEP) [25], 在受试者集中注意力于特定闪烁刺激的情况下, 生成具有与目标闪烁相同频率的 SSVEP。因此, 受试者在观察目标时, 脑机接口系统通过分析 SSVEP 特征来确定目标。

(5) 运动想象 [26](Motor Imagery, MI) 则是指人在想象某些特定的肢体运动 (而不是实际执行某些肢体运动) 时, 大脑中会产生某些特定的电信号, 这些信号在大脑运动区域产生振荡, 称为感觉运动节律 (Sensorimotor Rhythm, SMR)。

(6) 具有 P300 动作电位的脑机接口系统依赖于连续闪烁的刺激, 这些刺激可以是符号或字母, 用于不同的脑机接口应用 [27]。然而, 不频繁的刺激会降低 P300 的振幅, 进而降低系统的整体性能。

脑电信号已用于轮椅控制和辅助通信等系统中。在过去 10 年中, 脑电信号已成为辅助控制和康复设备等领域颇具前景的应用。以康复领域为例, 脑电信号可以提供大脑到外部设备的信息传递路径, 为中风和其他神经功能障碍患者提供大脑控制康复设备。在脑机接口中最具挑战性的课题之一是发现和分析记录的脑电活动与人体生物力学及认知处理之间的关系, 因此, 在真实或虚拟环境中研究脑电信号与四肢运动之间的关系已经成为近年来热门的研究领域。除了医疗领域, 脑机接口技术已经扩展到其他应用领域中, 如 BCI 拼写系统、机器人控制、虚拟现实和游戏、环境控制、驾驶员疲劳检测识别、生物识别系统和情绪识别等。

为针对特定的应用实现基于脑电信号的脑机接口系统, 必须让受试者接受特定的训练及任务。其工作流程基本如下: 首先, 受试者应执行特定的任务 (例如视觉任务、听觉任务等), 以研究受试者如何在执行特定的任务时调节他们的大脑活动。其次, 将记录的脑电信号作为训练数据, 生成用于该范例的神经解码器。最后, 受试者再次执行该任务, 并使用神经解码器进行脑机接口控制。

大多数脑机接口应用尚处于研究阶段, 普通人群接触相对较少。此外, 脑机接口技术缺乏商业化也是阻碍其在全球普及的原因之一。如果目前的一些技术难题能够得到解决, 那么在不久的将来, 脑机接口系统可能会成为一种新型的人机交互方式[28]。

脑器交互 (Brain Apparatus Conversations, BAC) 是指大脑和生物器官之间以及大脑和非生物系统之间的单向或双向通道。根据大脑交互的不同形式, BAC 模式分为大脑与外周器官交互 (BAC-1)、大脑与外部设备或环境交互 (BAC-2) 以及前两种交互的融合 (BAC-3)。BAC 模式划分如图 1.4 所示。

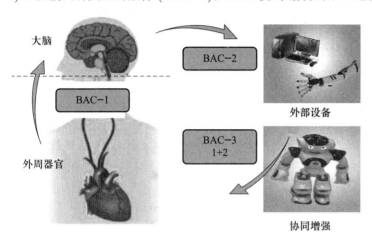

图 1.4　BAC 模式划分[29]

根据研究的具体内容, BAC 又可分为 3 种。第一种是大脑的功能正常, 但人体的信息传输通道比如脊髓受损会导致大脑的指令无法传达到器官或者肌肉, 这时 BAC 的任务就是修复或者重建信息传输通道, 传达指令实现大脑功能。第二种是大脑功能异常, 比如一些疾病或者损伤使脑功能区紊乱, 这时 BAC 的任务是通过监测大脑, 配合其他干预手段来帮助大脑恢复功能。第三种是大脑与器官功能都是正常的, 这时 BAC 的任务是提升大脑与器官的协调性, 增强人的认知能力与健康水平[30]。

BAC-1 所反映的大脑与外周器官之间的协调是人类生长和生活的生理基础, 即大脑与生物器官之间的相互作用[31]。即使在人工智能快速发展的今天, 也没有任何机器能像人类一样灵活优雅地运行。所有人类活动都得益于大脑系统和非大脑系统之间的完美合作。除了与周围的运动系统相互作用外, 大脑还与心脏、肺、肠、肾和其他器官的活动密切相关。大脑和心脏之间的相互作用有助于诊断和治疗心脑血管疾病以及研究大脑功能和血流动力学新方法的开发。脑肠轴理论提出, 肠道微生物是神经发育和神经退行性疾病的关键参与者, 并可能调节神经疾病的发生和发展。BAC-1 还强调了神经免疫学和神经疾病中大脑与免疫系统的相互依赖, 如身体活动可以有益于大脑健康[28]。文献 [32] 总结了目前中枢-外周的 5 种交互作用, 包括脂肪组织的神经调节、能量消耗、骨代谢、涉及脑肠轴和肠道菌群调控的摄食行为。

BAC-2 包含了 BCI 的概念, 涵盖了大脑与非生物设备和环境之间的广泛相互作用, 即大脑–设备–环境相互交互, 能够解析大脑信息、治疗受损大脑和构建新的输出通道, 从而实现大脑与外部设备之间的直接通信[31]。脑机接口的发展呈现四大趋势。首先, BCI 已经从最初的基于电的范式发展为整合了电、磁、声、光、代谢和其他输入/输出的模式。其次, BCI 硬件已经转向更灵活的无线化、小型化、更高吞吐量和更低功耗的设备。再次, BCI 应用场景已逐渐从运动功能康复扩展到神经疾病的干预和治疗, 以及增强感知和认知能力。最后, 脑机接口已与人工智能、大数据、数字医学和云技术相结合, 从信息交互发展到智能编码、智能解码和智能集成。

BAC–3 代表 BAC–1 和 BAC–2 的融合, 即融合的智能[31]。一方面, 人类可以依靠大脑和外部设备之间的交流 (BAC–2) 来提高智力和技能; 另一方面, BAC–2 可以促进人体内自然途径的充分整合。传统的 BAC–2 通过大脑直接控制外部设备来构建新的输出通道, 产生新的能力来执行任务, 这有望提高BAC–1 的效率。除了绝大多数专注于大脑的研究, 对周围神经的监测和调节周围器官的接口已成为诊断和治疗神经、代谢和免疫疾病的新选择。此外, BAC–3可以将类脑智能 (BAC–1) 并入 BCI (BAC–2), 促进人工智能的发展[28]。将大脑的神经形态学与深度学习相结合, 可能产生具有广泛连接、结构和功能的分层组织以及具有与时间相关的神经元和突触功能的类脑网络模型, 这将为人工智能和脑–设备智能模型的开发提供新的途径。

综上所述, 脑机交互技术的发展可分为 3 个阶段: 接口 (Interface)、交互 (Interaction) 与智能 (Intelligence)。目前的研究主要针对第一和第二阶段。脑科学是目前学术研究的热点, 而脑机交互技术是脑科学研究的重要研究方向。随着人工智能的迅猛发展, 脑机交互的研究将更加深入, 脑机交互技术也将更加智能化、标准化。

1.2.3 脑机接口信号采集方式

目前绝大多数脑机接口主要是应用于科研领域的侵入式或非侵入式脑机接口, 通过获取大脑皮层或内部神经元脑电信息达到人机交互、外设控制的目的[33]。

1. 侵入式脑机接口

侵入式脑机接口是通过外科手术将电极置于颅内, 使电极与神经元产生实际的物理连接, 直接从大脑皮质上获取皮质脑电[34]。基于皮质脑电记录的信号比脑电图记录的信号具有更大的振幅、更宽的频谱和更高的空间分辨率, 并且具有精确的功能定位, 意念感知域比较广 (包括思维、肌肉运动等多个侧面)。运动、语言和认知与皮质脑机交互信号密切相关, 此外皮质脑机交互信号也与单神经元放电频率和血氧水平相关, 而且因为该类交互方式不用穿透大脑皮层, 故而信号的保真性和稳定性较好。

侵入式脑机接口获得的信号强度较大、干扰较小, 有利于科学研究, 但手术风险高, 使用者存在一定的健康风险, 而且成本较高, 对于多数使用者的家庭是一个沉重的负担[35]。

2. 非侵入式脑机接口

非侵入式脑机接口的电极位于头皮上，以无创伤的方式直接从头皮获取人类大脑的电信号，这种方法是目前研究的热点。非侵入式脑机接口通过佩戴脑电图设备或其他脑电信号感应装置实现脑信息交互，目前主要研究的是以脑电图为信号来源的脑机接口，通过采集设备记录头皮上的脑电活动。

非侵入式脑机接口是一种能够在人脑与外部设备之间直接建立通信的人机交互技术，是一种安全、方便的无创性技术，具有操作便捷、风险小等优点，在科学研究、临床治疗、医疗康复、智能家居等多个领域具有重要的应用价值[36]。

非侵入式采集方式对人体没有损伤，但是捕获到的信号非常微弱，易受环境电磁信号及其他生物电信号的干扰[35]。并且由于多通道脑机接口价格高昂以及佩戴流程烦琐，很难走出实验室在实际生活中得到应用。

侵入式和非侵入式脑机接口在探测精度与安全性方面各有所长。普遍认为，侵入式电极的探测精准度要比非侵入式的头皮贴片高得多，能够识别更加复杂的神经指令，但手术植入的安全性大打折扣[37]。目前面向消费市场的产品都是非侵入式设备。

1.2.4 国内外研究现状

脑机接口技术概念最早由国外学者提出，国外对脑机接口技术的研究开展得较早，大都集中于技术层面和社会影响层面的研究。19 世纪，学者 Richard Caton 对猴子和兔子的大脑脑电信号进行了研究，并发表了一篇关于猴子和兔子大脑电波活动现象的文章[38]。

脑电信号是大脑中枢神经系统活动的外在反映，人的思维活动、精神状态、认知水平都可以通过脑电信号探测得到。人类大脑的复杂程度注定了对脑科学的研究不会一帆风顺，而是一个缓慢上升的过程。20 世纪 70 年代，Vidal 等[39]首次提出了脑机接口的概念，Vidal 认为脑机接口是信息处理技术拓展到人脑中的实际应用，通过识别处理视觉诱发电位等方法识别受试者在实验中的观察方向。Kennedy 等[40] 将有效电极植入大脑来采集脑电信号，这种将电极植入大脑的系统可以很好地避免外部干扰，提升信息处理的效率。2000 年，Nicolelis 研究所得出结论，灵长类动物能够通过脑机接口技术获得所需食物[41]。2004 年，Wolpaw 团队通过事件相关去同步/同步化成功识别出四肢运动，并成功实现虚拟光标的多维控制[42]。

近年来，越来越多的机构加大对脑机接口技术的研发投入，这也使脑机接口技术的应用快速增长，其中大部分公司的研发重点在侵入式脑机接口技术。美国 CyberDynamics 公司将芯片植入全瘫痪患者大脑，该芯片被称为 "脑芯"，其形状近似扁平胶囊[43]。外科医生采取手术介入手段将芯片植入一位患者的大脑皮层区域，配合一段时间的训练后，该患者可以通过自己的意念收发计算机中的电子邮件，还可以控制计算机游戏中的角色和场景。Cincotti[44] 研究团队研发了一种辅助机械系统，可辅助瘫痪患者恢复一定的运动功能。此外，一些脑部交流器也受到残障人士的关注，这些交流器在一定程度上可以帮助语言或运动功能障碍的患者实现与外界的交流。除了一些侵入式的应用，非侵入式的应用也有落地, 如虚拟机器人、意念键盘等。2011 年, Gomez-Rodriguez [45] 等开发出了一套基于运动想象的 BCI 系统用以操控机械手臂的运动, 此外该系统还可与外部机器人配合进行物理治疗。美国国防部高级研究计划局已正式开启 "神经工程系统设计" 项目, 该项目拟开发一系列便携式脑机接口系统, 以实现高速便捷的脑机信息间的交互。神经工程系统设计是一项跨学科的项目研究, 包括神经学、微电子学、光学、计算机及通信等学科, 研究人员不仅需要解决硬件接口、生物实验和实时通信等问题, 还需要开发出适用性强的神经网络模型, 分析识别神经数据以提取有用的信息。目前, 该项目已经开发至辅助人脑神经装备设计阶段, 期望未来可用于恢复和加强士兵的记忆能力。2022 年 3 月发表在 *Nature Communications* 上的一项研究表明, 37 岁的肌萎缩侧索硬化 (也称为运动神经元病或渐冻症) 患者借助脑机接口实现单词和短语的正常沟通, 该系统将一个带有微电极的设备植入患者的大脑, 并使用一款定制的计算机软件来帮助翻译他的大脑信号 [46]。

国内研究人员最早于 20 世纪末开始从实验应用的角度研究脑机接口。张丽清团队研制了一种异步脑机接口脑控系统 [47]。张宇等将贝叶斯原理融入脑机接口系统, 进一步提高了运动型脑机接口系统的精度 [48]。2015 年, 李居康团队选取前额叶脑电信号作为处理信号, 对受试者的情绪进行分类, 并研发出可识别情感的脑电耳机装置 [49]。2016 年, 徐欣团队研制了一套基于脑机接口和脑电图像显示的脑控轮椅控制系统, 在低时延控制轮椅的同时可清晰显示受试者的脑电三维图像 [50], 其系统框架如图 1.5 所示。2017 年, 中国科学院研制出一套基于 SSVEP 的头皮脑机接口系统, 该头皮脑机接口系统的最高通信传输速率达到 6.3 b/s, 为当时头皮脑机接口系统中最快的系统 [51]。2018 年, 杨帮华等研制出多模态的手臂恢复系统, 该系统降低了 SSVEP 在其分类中所占的比例, 加快了受试者的手臂恢复过程 [52]。2020 年, 燕山大学开发出一套基于多模式刺激增强的 BCI 虚拟康复平台, 该平台可利用脑电图对能量特征进行时间和空间的分析,

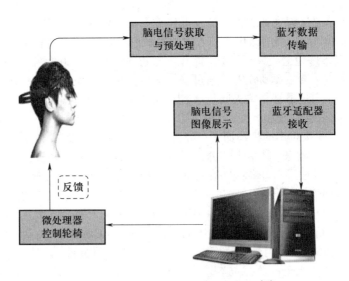

图 1.5　脑控轮椅控制系统框架图 [50]

进而对不同受试者采取适宜的个性化康复训练, 加快受试者的恢复 [53]。

脑机接口技术应用前景良好, 发展迅速, 但距离走进千家万户的生活中仍然有很长的一段路要走, 这也需要研究人员不懈探索, 不断优化改进脑机接口技术。

1.3 本书内容结构安排

本书共 8 章, 分为三大部分。

第一部分为绪论, 包括第 1 章, 主要内容是脑科学及脑机接口相关知识概述, 带领读者初步了解脑机接口技术的概念、研究现状及应用前景。

第二部分为脑电信号的处理, 由第 2 至 4 章组成, 主要内容包括脑电信号的采集、预处理、特征提取和特征分类。其中预处理过程主要介绍了主成分分析、自适应滤波、独立成分分析、小波阈值去噪等方法; 特征提取过程主要涉及功率谱密度、自回归分析、小波变换、小波包变换、快速傅里叶变换和共空间模式等经典提取方法; 特征分类主要从机器学习和深度学习两个研究角度进行介绍, 包括 k 近邻算法、线性判别分析算法、支持向量机、朴素贝叶斯算法和深度学习等方法。

第三部分为脑机接口技术分析和应用, 由第 5 至 8 章组成, 主要介绍脑机接口技术现有的应用, 包括癫痫的特征与检测、运动想象、专注力的训练及脑控驱动系统的应用和情绪脑电信号的判断与识别等。

参考文献

[1] 蒲慕明. 脑科学研究的三大发展方向 [J]. 中国科学院院刊, 2019, 34(7): 807–813.

[2] 中国神经科学学会神经科学方向预测及技术路线图研究项目组. 脑科学发展态势及技术预见[J]. 科技导报, 2018, 36(10): 6–13.

[3] 蒲慕明. 脑科学的未来[J]. 心理学通讯, 2019, 2(2): 80–83.

[4] He K, Zhang X, Ren S, et al. Deep residual learning for image recognition[C]// 2016 IEEE Conference on Computer Vision and Pattern Recognition, Las Vegas: 2016: 770–778.

[5] 毛兰群. 关于《脑神经化学分析与成像》专辑[J]. 分析化学, 2019, 47(10): 1436–1442.

[6] 高云园, 任磊磊, 周旭, 等. 基于变尺度符号传递熵的多通道脑肌电信号耦合分析[J]. 中国生物医学工程学, 2018, 037(001): 8–16.

[7] Epstein R A, Baker C I. Scene perception in the human brain[J]. Annual Review of Vision Science, 2019, 5: 373.

[8] Friston K. Learning and inference in the brain[J]. Neural Networks, 2003, 16(9): 1325–1352.

[9] Robertson L T. Memory and the brain[J]. Journal of Dental Education, 2002, 66(1): 30–42.

[10] 肖琳芬. 蒲慕明院士: 脑科学与类脑智能[J]. 高科技与产业化, 2021, 27(10): 20–23.

[11] Algarin J M, Ramaswamy B, Venuti L, et al. Activation of microwave signals in nanoscale magnetic tunnel junctions by neuronal action potentials[J]. IEEE Magnetics Letters, 2019, 10: 1–5.

[12] Berger H, Ueber D, et al. European archives of psychiatryand clinical neuroscience[J]. How to Get Published, 1929, 87(1): 57–70.

[13] 曹猛. 基于视觉诱发 EEG 的身份识别探索与研究[D]. 南京: 南京邮电大学, 2021.

[14] Nirenberg L M, Hanley J, Stear E B. A new approach to prosthetic control: EEG motor signal tracking with an adaptively designed phase-locked loop[J]. IEEE Transactions on Biomedical Engineering, 1971, 18(6): 389–398.

[15] Mcfarland D J, Wolpaw J R. Brain-computer interfaces for communication and control[J]. Communications of the ACM, 2002, 54(5): 60.

[16] Coyle, Shirley, Ward, et al. Brain–computer interfaces: a review[J]. Interdisciplinary Science Reviews, 2003, 28(2): 112–118.

[17] Lebedev M A, Nicolelis M A. Brain-machine interfaces: from basic science to neuroprostheses and neurorehabilitation[J]. Physiological Reviews, 2017, 97(2): 767–837.

[18] Waldert S, Pistohl T, Braun C, et al. A review on directional information in neural signals for brain-machine interfaces[J]. Journal of Physiology, 2009, 103(3–5): 244–254.

[19] Moran D W, Schwartz A B. Motor cortical representation of speed and direction during reaching[J]. Journal of Neurophysiology, 1999, 82(5): 2676–2692.

[20] Hochberg L R, Bacher D, Jarosiewicz B, et al. Reach and grasp by people with tetraplegia using a neurally controlled robotic arm[J]. Nature, 2012, 485(7398): 372–375.

[21] Aqsa S, Samran N M, Nabeel A M, et al. A review of techniques for detection of movement intention using movement-related cortical potentials[J]. Computational and Mathematical Methods in Medicine, 2015, 18: 217–230.

[22] Abiri R, Borhani S, Sellers E W, et al. A comprehensive review of EEG-based brain-computer interface paradigms[J]. Journal of Neural Engineering, 2019, 16(1): 1–21.

[23] Birbaumer N. Breaking the silence: brain-computer interfaces (BCI) for communication and motor control.[J]. Psychophysiology, 2010, 43(6): 517–532.

[24] Gouy-Pailler C, Achard S, Rivet B, et al. Topographical dynamics of brain connections for the design of asynchronous brain-computer interfaces[C]//29th Annual International Conference of the IEEE Engineering in Medicine & Biology Society, Lyon, 2007: 2520–2523.

[25] Valbuena D, Volosyak I, Graser A. sBCI: Fast detection of steady-state visual evoked potentials[C]//32nd Annual International Conference of the IEEE Engineering in Medicine & Biology Society, Buenos Aires, 2010: 3966–3969.

[26] Schlögl A, Lee F, Bischof H, et al. Characterization of four-class motor imagery EEG data for the BCI-competition 2005[J]. Journal of Neural Engineering, 2005, 2: 14–22.

[27] Polich J, Ellerson P C, Cohen J. P300, stimulus intensity, modality, and probability[J]. International Journal of Psychophysiology, 1996, 23(1–2): 55–62.

[28] Yao D, Zhang Y, Liu T, et al. Bacomics: a comprehensive cross area originating in the studies of various brain-apparatus conversations[J]. Cognitive Neurodynamics, 2020, 14(4): 425–442.

[29] 秦云, 刘铁军, 尧德中. 脑器交互学——脑与外界协同的新学科[J]. 生物医学工程学杂志, 2021, 38(3): 507–511.

[30] Diserens E K. An efficient P300-based brain-computer interface for disabled subjects[J]. Journal of Neuroscience Methods, 2008, 167(1): 115–125.

[31] Yao D, Qin Y, Zhang Y. From psychosomatic medicine, brain-computer interface to brain-apparatus communication[J]. Brain-Apparatus Communication: A Journal of Bacomics, 2022, 1(1): 66–88.

[32] Zeng W, Yang F, Shen W L, et al. Interactions between central nervous system and peripheral metabolic organs[J]. Science China Life Sciences, 2022, 65: 1929–1958.

[33] 余剑雄. 面向渐冻人的脑机交互系统[D]. 广州: 广东工业大学, 2021.

[34] 任亚莉. 基于脑电的脑-机接口系统[J]. 中国组织工程研究与临床康复, 2011, 15(4): 749–752.

[35] 贺庆, 郝思聪, 司娟宁, 等. 面向脑机接口的脑电采集设备硬件系统综述[J]. 中国生物医学工程学报, 2020, 39(6): 747–758.

[36] 巫嘉陵, 高忠科. 脑机接口技术及其在神经科学中的应用[J]. 中国现代神经疾病杂志, 2021, 21(1): 3–8.

[37] 姜申, 李峥. 信息交互的"湿艺术"——脑机接口的进路分化, 目的性分层与战略机遇[J]. 今传媒, 2020, 28(5): 4–7.

[38] Berger H. Ueber das elektrenkephalogramm des menschen[J]. Journal für Psychologie und Neurologie, 1930, 40: 1760–1792.

[39] Vidal J J. Towards direct brain-computer communication[J]. Annual Review of Biophysics and Bioengineering, 1973, 2: 157–180.

[40] Kennedy P, Bakay R, Sharpe S. Behavioral correlates of action potentials recorded chronically inside the cone electrode[J]. Neuroreport, 1992, 3(7): 605–608.

[41] Wessberg J, Stambaugh C R, Kralik J D, et al. Real-time prediction of hand trajectory by ensembles of cortical neurons in primates[J]. Nature, 2000, 408(6810): 361–365.

[42] Mcfarland D J, Sarnacki R A, Wolpaw R R. Electroencephalographic (EEG) control of three dimensional movement[J]. Journal of Neural Engineering, 2010, 7(3): 036007.

[43] Zhang J, Xu Y, Yao L. P300 detection using boosting neural networks with application to BCI[C]//IEEE/ICME International Conference on Complex Medical Engineering, Beijing, 2007: 1526–1530.

[44] Cincotti F, Mattia D, Aloise F, et al. Non-invasive brain-computer interface system: Towards its application as assistive technology[J]. Brain Research Bulletin, 2008,75: 796–803.

[45] Gomez-Rodriguez M, Peters J, Hill J, et al. Closing the sensorimotor loop: haptic feedback facilitates decoding of motor imagery[J]. Joumnal of Neural Engineering, 2011, 8(3): 036005.

[46] Chaudhary U, Vlachos I, Zimmermann J B, et al. Spelling interface using intracortical signals in a completely locked-in patient enabled via auditory neurofeedback training[J]. Nature Communications, 2022, 13(1): 1213–1236.

[47] 赵启斌, 张丽清, Cichocki A. 三维虚拟现实环境中基于 EEG 的异步 BCI 小车导航系统[J]. 科学通报, 2008, 23: 2888–2895.

[48] 张宇, 王行愚, 张建华, 等. 离散粒子群优化–贝叶斯线性判别分析算法用于视觉事件相关电位 P300 的分类[J]. 中国生物医学工程学报, 2010, 29(1): 46–52.

[49] 李居康. 脑–机接口技术在机器人控制上的应用[D]. 南京: 东南大学, 2016.

[50] Su Z, Xu X, Ding J, et al. Intelligent wheelchair control system based on BCI and the image display of EEG[C]//2016 IEEE Advanced Information Management, Communicates, Electronic & Automation Control Conference, Xi'an, 2016: 1350–1354.

[51] Nakanishi M, Wang Y, Chen X, et al. Enhancing detection of SSVEPS for a high-speed brain speller using task-related componet analysis[J]. IEEE Transactions on Biomedical Engineering, 2018, 65(1): 104–112.

[52] 杨帮华, 李博. 基于脑机接口的康复训练系统[J]. 系统仿真学报, 2019, 31(2): 174–180.

[53] 陈伟. 基于运动想象脑–机接口的虚拟康复系统设计[D]. 秦皇岛: 燕山大学, 2020.

第 2 章
脑电信号采集及预处理

2.1 引言

　　脑电信号分析处理的第一步是采集所需的脑电信号。在进行脑电信号采集之前, 需要熟悉脑电信号分类、电极安放标准等相关基础知识, 再根据需求设计实验范式, 并寻找合适的受试者通过脑电实验采集脑电信号。获得原始脑电信号后, 需要对其进行预处理。预处理的主要目的是去除原始脑电信号中的眼动、肌电等伪迹以及其他噪声, 并对脑电信号进行降维, 为后续的分析处理奠定基础。本章先介绍与脑电信号采集相关的基础知识, 再对主成分分析、自适应滤波等预处理方法进行描述与介绍。

2.2 脑电信号采集的相关基础知识

2.2.1 脑电信号的分类与来源

　　目前, 脑电信号被定义为头皮表面记录到的大脑神经元产生的电活动。人们普遍认为, 脑电起源于大脑皮层大量神经元的同步突触活动[1]。EEG 表现为某些在很大频率范围内占主导地位的特征波形, 通常根据频率范围分为 δ 波 ($0.5 \sim 3$ Hz)、θ 波 ($4 \sim 7$ Hz)、α 波 ($8 \sim 13$ Hz)、β 波 ($14 \sim 30$ Hz) 和 γ 波 ($31 \sim 47$ Hz) 共 5 类。不同频段脑电信号的时域波形图如图 2.1 所示。每个频段的节律活动在头皮表面都有一定的分布, 并具有一定的生物学意义。

　　大多数脑电信号来自大脑皮层神经元。神经元突触后膜上的神经递质与其受体结合时会产生一定的电压, 持续时间为 $50 \sim 200$ ms, 作用范围大, 所以突触后电位被认为是脑电活动的主要来源。而我们能通过贴在头皮表面的电极记录到大脑内部发出的脑电信号, 主要是因为大脑中存在容积传导效应。当大脑中存在电偶极子时, 电流就会通过介质 (即大脑) 传导到测量的表面 (即头皮), 这个过程称为容积传导。容积传导本质上是一堆电子推动附近另一堆电子的过程, 这个过程使我们可以在头皮表面测量到脑电信号。而头皮上任何电极测量到的电压波动, 都是多个场电位源共同作用的结果, 这被认为是容积传导的副产品, 称

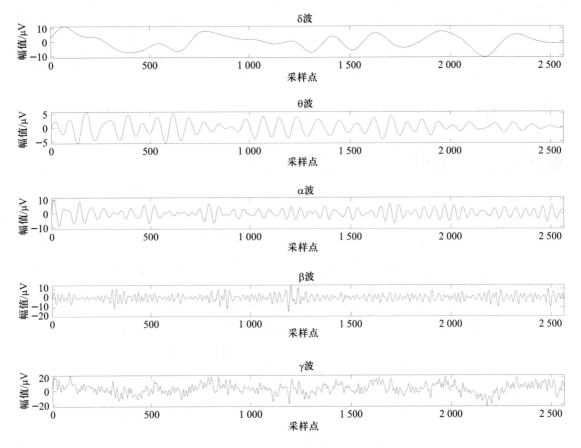

图 2.1　不同频段脑电信号的时域波形图

为空间模糊效应。这一效应导致相邻电极记录的脑电信号具有一定的相似性, 且距离越近相似度越高。

所以, 脑电信号采集记录的过程大致如下: 多个场电位源共同作用并通过容积传导传至头皮表面, 头皮表面电极记录脑电信号, 通过放大器转换至适当范围内, 通过模数转换器将模拟脑电信号转换为数字信号, 最后存储在计算机内。

2.2.2　国际 10–20 电极排布系统

采集脑电信号时, 头皮表面各电极的分布也具有一定的规律, 目前广泛使用的是国际 10–20 电极排布系统[2], 如图 2.2 所示。

图 2.2 中, 电极的命名以字母和数字组合而成。以中线为界, 左半球为奇数, 右半球为偶数, 距离中线越远则数值越大。中线上的电极以字母 z 表示距离为零。字母表示了电极所在的大致区域, 电极名称中的字母与区域的对应关系如表 2.1 所示。

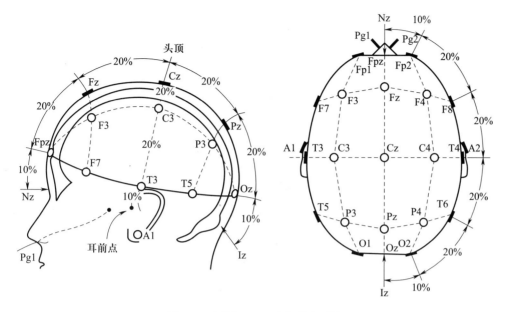

图 2.2　国际 10-20 电极排布系统

表 2.1　电极名称中的字母与区域的对应关系

额极部	前额叶	中央区	顶叶	枕叶	颞叶
Fp	F	C	P	O	T

先规定鼻根 (Nz)、枕骨隆突 (Iz)、左耳前点 (A1)、右耳前点 (A2) 4 个基本点。额极中点 (Fpz) 至鼻根 (Nz) 的距离和枕区中点 (Oz) 至枕骨隆突 (Iz) 的距离各占中线全长的 10%，中线上其余各点均以中线全长的 20% 相隔，故称为 10-20 系统。再连接 Nz、A2 和 Iz，Fp2 至 Nz 的距离和 Oz 至 Iz 的距离占全长的 10%，其余各点以全长的 20% 相隔，得到右脑最外层各点，左脑各点同理可得。

根据功能的不同，可将电极分为 3 类：活动电极 (一般标记为 A)、参考电极 (一般标记为 R) 与接地电极。每个电极采集到的脑电图可以看作 A 和 R 之间的电势差随时间的变化。理论上，参考电极应远离活动电极且绝对电势为零，但此情况并不存在。实际上，大多数情况下参考电极并不是电中性的，所以，A 和 R 之间的电势差反映了两个电位点间的脑电活动。接地电极主要用于降低接地环路产生的噪声。

2.2.3　脑电信号处理的一般步骤

脑电信号的分析处理通常包括以下 4 个步骤：信号采集、预处理、特征提取及特征分类，如图 2.3 所示。

在信号采集环节，我们需要根据研究目的设计合理的实验范式，再引导受试者根据实验范式执行对应的任务，并在受试者执行任务期间采集其脑电信号。采

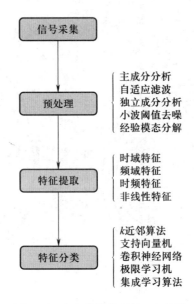

图 2.3　脑电信号处理的一般步骤

集脑电信号时需要注意以下几个问题: 首先, 头皮表面与电极之间的阻抗过高会产生更多噪声, 使记录到的脑电信号失真, 为了减小信号失真, 头皮与电极间的阻抗应小于 10 kΩ, 通常采用涂抹导电膏的方式来降低阻抗; 而导电膏的用量有一定要求, 太少不利于降低阻抗, 太多会从电极孔溢出, 进而可能会使相邻电极发生短路; 其次, 考虑采样定理, 脑电信号的采样率应高于最高研究频率的两倍, 一般设置为 250 ~ 1 000 Hz 较合适; 此外, 可以在采集脑电信号时设置一个 50 Hz 的陷波器以消除工频干扰。

　　预处理环节主要用于去除原始脑电信号中的伪迹, 如眼电伪迹、肌电伪迹、心电伪迹、工频干扰等。这些非脑电的伪迹会降低脑电信号的信噪比, 破坏脑电信号中的特征, 不利于后续分析处理。所以, 预处理环节是必要的。常用的脑电信号预处理方法有主成分分析、自适应滤波、独立成分分析、小波阈值去噪、经验模态分解等。

　　特征提取环节的目的在于提取脑电信号中的一系列特征, 这些特征从不同角度反映了脑电信号的特性。常见的脑电信号特征包括时域特征、频域特征、时频特征与非线性特征等。其中, 时域特征包含均值、方差、峰度与偏度等, 最常见的频域特征是功率谱密度, 时频特征可以通过短时傅里叶变换、小波变换、希尔伯特–黄变换等方式被提取, 非线性特征主要包括排列熵、近似熵、谱熵、赫斯特指数、李雅普诺夫指数等。近年来, 随着深度学习的不断发展, 开始有研究人员使用卷积神经网络等深度学习算法自动提取脑电信号中的特征。

　　在特征分类环节需使用合适的分类算法对脑电信号进行识别分类, 如不同压力等级的脑电信号识别、肢体运动想象识别、癫痫发作的检测与预测、基于脑电信号的身份识别等。机器学习在该环节得到了广泛应用, 如 k 近邻算法、支持向量机、卷积神经网络、极限学习机与集成学习算法等, 都是在脑电信号识别分类中常用的分类方法。

2.3 脑电信号预处理的相关理论与方法

电极采集到的信号由脑电信号和各种噪声组成, 非脑电信号统称为伪迹。与脑电信号相比, 伪迹通常具有更高的振幅和更多的形态。脑电信号中的伪迹大致可以分为生理伪迹和非生理伪迹。生理伪迹通常由靠近头部的身体部位活动造成, 如眼睛、肌肉、心脏等。受试者头皮出汗、身体移动也会产生生理伪迹; 非生理伪迹则来源于多种因素, 如市电干扰、头皮与电极接触不良、设备性能、环境因素等。脑电信号中常见的伪迹如表 2.2 所示。

表 2.2 脑电信号中的常见伪迹

生理伪迹	眼电伪迹: 眼动、眨眼等
	肌电伪迹: 额肌运动、颞肌运动等
	心电伪迹: 心跳等
	其他伪迹: 头皮出汗、身体移动等
非生理伪迹	市电干扰: 国内为 50 Hz
	电极伪迹: 如电极与头皮接触不良
	系统伪迹: 如放大器噪声
	环境伪迹: 如电线或电路接触不良等

伪迹会对脑电信号的特征提取和特征分类造成负面的影响, 从而影响 BCI 系统的性能。良好的预处理对后续的脑电信号分析处理有很大的帮助。下面介绍几种常见的信号预处理方法。

2.3.1 主成分分析

在研究某个问题时, 为了使分析尽可能全面, 往往会提出很多与此问题有关的变量或因素, 每个变量都从不同角度反映这个问题的某些信息。但变量个数太多就会增加分析的复杂性。我们希望变量个数较少而得到的信息又较多。实际上, 变量之间通常存在一定的关联, 可以认为存在关联的两个变量包含的信息有一定的重叠, 也就是信息冗余。主成分分析 (Principal Component Analysis, PCA) [3] 是通过线性变换, 将一组可能存在相关性的变量转换为一组线性不相关的变量的方法, 转换后的这组变量就称为主成分。

根据脑电信号的空间模糊效应, 相邻电极采集到的脑电信号具有一定的相关性。因此 PCA 方法适用于脑电信号处理, 并达到对脑电信号数据降维的目的。

假设一组数据含有 m 个样本, 每个样本有 n 个特征, 则可以将该组数据组合成一个 n 行 m 列的矩阵 X。矩阵 X 经过线性变换得到矩阵 Y, 线性变换的矩阵记为 P, 则该线性变换过程可以表示为

$$Y = PX \qquad (2.3.1)$$

为了满足矩阵乘法的要求, 设 P 为 n' 行 n 列矩阵, 则得到的 Y 为 n' 行 m 列矩阵, 即经过线性变换, 样本数仍为 m, 而每个样本含有 n' 个特征。只要使 $n' < n$, 就能够达到降维的目的。现在, 问题就转换为寻找一个矩阵 P 使得该线性变换能达到 PCA 算法的目的。

根据 PCA 算法的思路, 我们希望消除样本中各特征值间的相关性, 使新的特征互不相关。从概率统计的角度看, 变量之间的相关性可以用协方差来表示。若协方差大于零, 则两个变量呈正相关; 若协方差小于零, 则两个变量呈负相关; 若协方差等于零, 则两个变量不相关。而对于含有多个特征的矩阵而言, 各个特征之间的相关性可以用协方差矩阵来表示。若矩阵 X 中各特征的均值均为零, 则其协方差矩阵 C 的表达式为

$$C = \frac{XX^{\mathrm{T}}}{m-1} \tag{2.3.2}$$

式中, m 为样本个数。显然, 协方差矩阵 C 是一个实对称矩阵, 主对角线元素 C_{ii} 表示特征 i 的方差, 其余元素 C_{ij} 表示特征 i 和特征 j 的协方差。我们希望各特征之间互不相关, 也就需要使任意两个不同特征的协方差为零, 即协方差矩阵 C 为对角矩阵。

实际上, 大部分矩阵的协方差矩阵并不是对角矩阵, 所以我们希望矩阵 P 能够使线性变换后的矩阵 Y 的协方差矩阵为对角矩阵。设 Y 的协方差矩阵为矩阵 D, 则有

$$D = \frac{1}{m-1}YY^{\mathrm{T}} = \frac{1}{m-1}(PX)(PX)^{\mathrm{T}} = \frac{1}{m-1}PXX^{\mathrm{T}}P^{\mathrm{T}} = PCP^{\mathrm{T}} \tag{2.3.3}$$

即 $D = PCP^{\mathrm{T}}$。实对称矩阵 C 可以正交相似对角化, 且矩阵 D 为对角矩阵。根据矩阵相似对角化的定义, 矩阵 P 实际上就是由 X 的协方差矩阵 C 的特征向量组成的矩阵。

下面根据上述分析简要描述 PCA 方法的基本步骤。

第一步, 对所有特征进行去中心化, 即每一个特征减去该特征的均值。

第二步, 计算矩阵 X 的协方差矩阵 C。

第三步, 对协方差矩阵 C 进行特征值分解, 将特征值由大到小排列组成对角矩阵, 取前 n' 个最大的特征值所对应的特征向量并按顺序将其组合成为 n' 行 n 列的矩阵 P。

第四步, 计算 $Y = PX$, 所得 n' 行 m 列的矩阵 Y 即为 PCA 方法处理的结果。

其中, 第一步对所有特征进行去中心化, 是为了使协方差矩阵的计算公式成立。方差可以反映数据分布的分散程度, 方差越大则数据越分散, 数据包含的信息量也就越大。所以, 第三步中取前 n' 个最大的特征值实际上是取前 n' 个方差最大的特征, 这样就能保证在只保留 n' 个特征 (即主成分) 的情况下最大限度地描述数据所包含的信息。

我们选取一段时长为 5 s 且包含 19 个通道的脑电信号, 采样率为 512 Hz 共有 2560 个采样点。该段脑电信号数据组成一个 2560 行 19 列的矩阵, 使用

MATLAB 中的 PCA 函数对其进行主成分分析, 共得到 19 个主成分。图 2.4 绘制出了前 5 个主成分的波形图, 该 5 个主成分按方差由大到小进行排列。

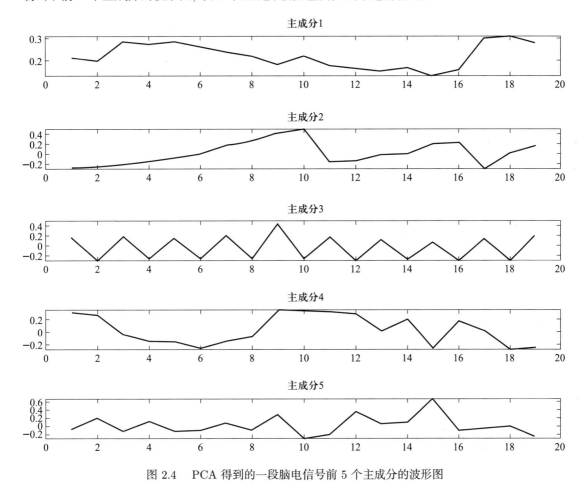

图 2.4　PCA 得到的一段脑电信号前 5 个主成分的波形图

PCA 方法仅通过方差衡量信息量, 不受数据集以外的因素影响, 且计算后各主成分之间不相关, 可消除原始数据各特征相互影响的因素。PCA 方法中主要的运算是矩阵特征值分解, 运算简单, 易于实现。但运算后各个特征维度的含义具有一定的模糊性, 不如原始样本特征的解释性强; 方差小的非主成分也可能含有对样本差异的重要信息, 故降维可能对后续的数据处理有负面影响。

2.3.2　自适应滤波

自适应滤波是在维纳滤波等线性滤波的基础上发展起来的一种滤波方法, 在信号处理、自动控制、图像处理等许多领域得到了广泛运用, 它是一种更加智能、更有针对性的滤波方法, 通常用于去噪。自适应滤波的原理如图 2.5 所示。

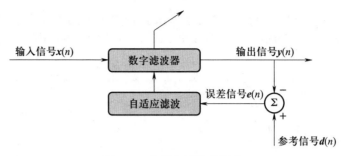

图 2.5　自适应滤波的原理

输入信号 $\boldsymbol{x}(n)$ 通过参数可调的数字滤波器后产生输出信号 $\boldsymbol{y}(n)$, 将其与参考信号 $\boldsymbol{d}(n)$ 进行比较, 得到误差信号 $\boldsymbol{e}(n)$。在设计时, 不需要事先知道输入信号和噪声的统计特性, 自适应滤波能够在工作过程中逐渐 "了解" 或估计出所需的统计特性, 并以此为依据自动调整自己的参数, 使输出 $\boldsymbol{y}(n)$ 尽可能接近参考信号 $\boldsymbol{d}(n)$, 以达到最佳滤波效果。一旦输入信号的统计特性发生变化, 自适应滤波又能够跟踪这种变化, 自动调整参数, 使滤波效果重新达到最佳[4]。下面介绍自适应滤波的原理。

设输入信号序列为 $\boldsymbol{x}_N(n) = [x(n), x(n-1), \cdots, x(n-N+1)]$, 自适应滤波器有 N 个抽头, 每个抽头的权系数组合成为权向量, 用 $\boldsymbol{w}(n)$ 表示, 即 $\boldsymbol{w}(n) = [w_0(n), w_1(n), \cdots, w_{N-1}(n)]$。该自适应滤波器的结构如图 2.6 所示。现在需要考虑的问题是, 如何设计滤波器的权向量 $\boldsymbol{w}(n)$, 才能使输出信号 $\boldsymbol{y}(n)$ 尽可能接近参考信号 $\boldsymbol{d}(n)$。

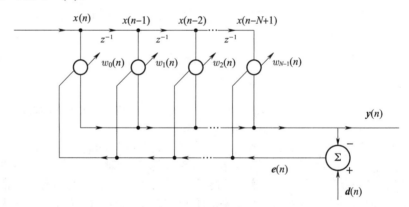

图 2.6　自适应滤波器结构

由图 2.6 可知, 输出信号 $y(n)$ 可以表示为

$$y(n) = \sum_{k=0}^{n-L+1} w_k(n)x_{n-k}(n) \tag{2.3.4}$$

即

$$\boldsymbol{y}(n) = \boldsymbol{x}^{\mathrm{T}}(n)\boldsymbol{w}(n) \tag{2.3.5}$$

期望信号与输出信号之差定义为误差信号, 用 $e(n)$ 来表示:

$$\boldsymbol{e}(n) = \boldsymbol{d}(n) - \boldsymbol{y}(n) = \boldsymbol{d}(n) - \boldsymbol{x}^{\mathrm{T}}(n)\boldsymbol{w}(n) \tag{2.3.6}$$

因此误差信号的均方值 $\xi(n)$ 可表示为

$$\begin{aligned}
\xi(n) &= \mathrm{E}[\boldsymbol{e}^2(n)] \\
&= \mathrm{E}[\boldsymbol{d}^2(n)] + \boldsymbol{w}^{\mathrm{T}}(n)\mathrm{E}[\boldsymbol{x}(n)\boldsymbol{x}^{\mathrm{T}}(n)]\boldsymbol{w}(n) - 2\mathrm{E}[\boldsymbol{d}(n)\boldsymbol{x}^{\mathrm{T}}(n)]\boldsymbol{w}(n) \tag{2.3.7}
\end{aligned}$$

在输入信号和期望信号都平稳的情况下, 输入信号的自相关矩阵 $\boldsymbol{R}$ 以及输入信号与期望信号的互相关矩阵 $\boldsymbol{P}$ 可表示为

$$\boldsymbol{R} = \mathrm{E}[\boldsymbol{x}(n)\boldsymbol{x}^{\mathrm{T}}(n)] \tag{2.3.8}$$

$$\boldsymbol{P} = \mathrm{E}[\boldsymbol{d}(n)\boldsymbol{x}(n)] \tag{2.3.9}$$

因此均方误差可以表示为

$$\xi(n) = \mathrm{E}[\boldsymbol{d}^2(n)] + \boldsymbol{w}^{\mathrm{T}}(n)\boldsymbol{R}\boldsymbol{w}(n) - 2\boldsymbol{P}^{\mathrm{T}}\boldsymbol{w}(n) \tag{2.3.10}$$

可得在输入信号和期望信号都平稳的情况下, 均方误差 $\xi(n)$ 是权向量各分量的二次函数, 该函数所形成的曲面称为均方误差性能曲面, 简称性能曲面。性能曲面是 $L+2$ 维空间中一个下凸的超抛物面, 并且有唯一的最低点, 所以均方误差存在最小值。均方误差取最小值时, 输出信号最接近期望信号。

求出均方误差性能曲面的梯度并令梯度为零, 即可求出在最小均方误差条件下的最佳权向量 $\boldsymbol{w}^*$。但在实际应用中, 二阶统计特性 $\boldsymbol{P}$ 和 $\boldsymbol{R}$ 常常是未知的, 如果是各态历经的平稳随机信号, 可以根据观测数据得到它们的估值。但对于非平稳的情况, 由于统计特性时变, 所以需要不断地重新估算 $\boldsymbol{P}$ 和 $\boldsymbol{R}$, 但自适应过程是跟踪调整的过程, 很大的运算量显然是不被允许的, 所以实际上很少这样做。解决问题的关键就是要简单合理地估计梯度, 而不是直接用 $\boldsymbol{P}$ 和 $\boldsymbol{R}$ 来计算。

最小均方 (Least Mean Square, LMS) 算法 [5] 是目前广泛应用的自适应滤波算法, 该算法使用最速下降法寻找性能曲面上的最小值点, 并使用平方误差来近似替代均方误差。

根据最速下降法的原理, 曲面上某点函数值下降最快的方向是该点的负梯度方向。性能曲面 $\xi(n)$ 上某点的梯度记为 $\nabla(n)$, 则搜索最小值点的迭代公式可表示为

$$\boldsymbol{w}(n+1) = \boldsymbol{w}(n) - \mu\nabla(n) \tag{2.3.11}$$

式中, μ 为搜索步长。使用平方误差代替均方误差, 即

$$\nabla(n) \approx \widehat{\nabla}(n) = \frac{\partial \boldsymbol{e}^2(n)}{\partial \boldsymbol{w}} = 2\boldsymbol{e}(n)\frac{\partial \boldsymbol{e}}{\partial \boldsymbol{w}} = -2\boldsymbol{e}(n)\boldsymbol{x}(n) \tag{2.3.12}$$

代入迭代公式, 可得

$$\boldsymbol{w}(n+1) = \boldsymbol{w}(n) + 2\mu\boldsymbol{e}(n)\boldsymbol{x}(n) \tag{2.3.13}$$

由此, 得到 LMS 算法的表达式:

$$\begin{cases} \boldsymbol{y}(n) = \boldsymbol{x}^{\mathrm{T}}(n)\boldsymbol{w}(n) \\ \boldsymbol{w}(n+1) = \boldsymbol{w}(n) + 2\mu\boldsymbol{e}(n)\boldsymbol{x}(n) \end{cases} \tag{2.3.14}$$

LMS 算法在 $0 < \mu < 1/\lambda_{\max}$ 时收敛, 其中 $\lambda_{\max}$ 表示 $\boldsymbol{x}(n)$ 自相关矩阵的最大特征值。收敛速度、时变系统跟踪能力及稳态失调这 3 个指标可以用来衡量自适应滤波算法的效果。由于在主输入端存在伪迹, 会导致 LMS 算法产生参数失调噪声, 产生的失调噪声与输入端的干扰成正比, 减小的值能够提高算法的收敛精度, 但这是以牺牲算法的收敛速度和跟踪速度为代价的。换句话说, 自适应滤波算法的收敛速度、时变系统跟踪速度和收敛精度不能在同一个步长因子下同时达到最佳。

为了尽量克服以上不足并达到最佳滤波效果, 在调整可变步长自适应滤波算法的步长时可按如下规则: 在收敛阶段的起始时刻或当未知参数发生变化时, 应该选择较大的步长, 以便取得较快的收敛速度和跟踪速度; 在算法趋近收敛后, 应该选择较小的调整步长以使稳态失调噪声尽量小。可变步长最小均方 (Variable Step Size Least Mean Square, VSSLMS) 算法 [6] 就是依据该原则而被提出的, 其可变步长 $\mu(n)$ 是 Sigmoid 函数, 表达式如下:

$$\mu(n) = \beta \left[\frac{1}{1 + \mathrm{e}^{-a|e(n)|-0.5}} \right] \tag{2.3.15}$$

如图 2.7 所示, 原始单通道脑电信号经过 LMS 算法自适应滤波后, 高频噪声得到了有效抑制。

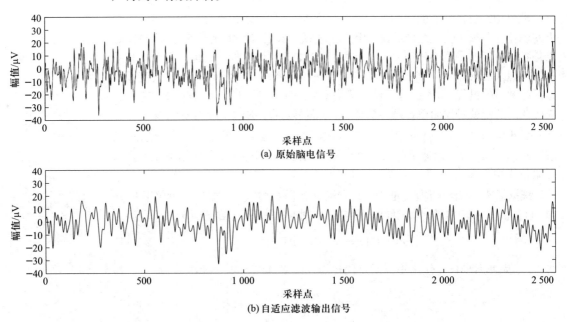

图 2.7　原始单通道脑电信号的 LMS 算法自适应滤波效果

除 LMS 算法外, 自适应滤波还有递推最小二乘 (Recursive Least Square, RLS) 算法 [7]、变换域自适应滤波算法 [8]、仿射投影算法 [9] 等。其中, RLS 算法基于最小二乘准则计算滤波器的权向量, 使误差信号的加权平方和最小; 而对于一些相关性较强的信号, 可以采用变换域自适应滤波算法, 先通过某种变换消除原始信号的相关性, 再对变换域上的信号使用自适应滤波算法进行处理。

2.3.3 独立成分分析

在信号处理中, 独立成分分析 (Independent Component Analysis, ICA) [10] 是一种用于将复合信号分离为加性子分量的计算方法。以语音信号处理领域的经典模型 —— "鸡尾酒会问题" 为例: 在酒会中, 人们听到的声音是音乐声、交谈声、酒杯碰撞声等多个声源组合而成的复合声, 而 ICA 算法的目的是从听到的复合声中分离出各个相互独立的声源。

由于大脑中存在容积传导效应, 我们才能通过电极在头皮上记录到脑电信号。与酒会中听到的声音是复合声类似, 一个电极记录到的脑电信号是大脑中多个场电位源共同作用形成的复合信号。也就是说, 大脑内多个场电位源共同放电, 电流通过容积传导效应到达头皮被仪器测量到。测量到的复合信号中存在有用的脑电信号, 也存在眼电、肌电等伪迹和其他噪声。所以, 我们希望通过 ICA 方法, 将复合信号分解为相互独立的各个成分, 并判断哪些成分属于脑电信号, 哪些成分属于伪迹。将属于伪迹的成分删除, 就达到了利用 ICA 方法除伪迹的目的 [11]。

假设大脑中有 n 个场电位源, 每个电位源记录到的放电信号记为 $S_1, S_2, \cdots, S_n$; 而头皮表面有 n 个电极, 每个电极记录到的脑电信号记为 $X_1, X_2, \cdots, X_n$, 第 i 个电极记录到的第 j 个场电位源的容积传导系数记为 a_{ij}。设任意一个电极记录到的电信号都是若干个场电位源发出的电信号的线性组合, 则下面一组等式成立:

$$X_1 = a_{11}S_1 + a_{12}S_2 + \cdots + a_{1n}S_n$$
$$X_2 = a_{21}S_1 + a_{22}S_2 + \cdots + a_{2n}S_n$$
$$\cdots\cdots\cdots\cdots$$
$$X_n = a_{n1}S_1 + a_{n2}S_2 + \cdots + a_{nn}S_n$$

将该组等式写成矩阵形式, 则有

$$\boldsymbol{X} = \boldsymbol{A}\boldsymbol{S} \tag{2.3.16}$$

式中, $\boldsymbol{X}$ 表示头皮表面记录到的脑电信号; $\boldsymbol{S}$ 表示大脑内电位源的放电信号, 即各独立成分; $\boldsymbol{A}$ 为容积传导的系数矩阵, 反映每个电位源在复合信号中的占比。

现在, 已知头皮表面测得的脑电信号, 问题在于我们需要知道该信号是由哪些独立成分产生的。

假设系数矩阵 $\boldsymbol{A}$ 是可逆矩阵, 式 (2.3.16) 两边同时左乘 $\boldsymbol{A}^{-1}$, 得到 $\boldsymbol{S} = \boldsymbol{A}^{-1}\boldsymbol{X}$。设 $\boldsymbol{W} = \boldsymbol{A}^{-1}$, 将矩阵 $\boldsymbol{W}$ 称为解混矩阵, 则有

$$\boldsymbol{S} = \boldsymbol{W}\boldsymbol{X} \tag{2.3.17}$$

可得

$$S_1 = w_{11}X_1 + w_{12}X_2 + \cdots + w_{1n}X_n$$
$$S_2 = w_{21}X_1 + w_{22}X_2 + \cdots + w_{2n}X_n$$
$$\cdots\cdots\cdots\cdots$$
$$S_n = w_{n1}X_1 + w_{n2}X_2 + \cdots + w_{nn}X_n$$

所以可以得出结论: 各独立成分可以表示为各电极上采集到的电信号的线性组合。而 ICA 方法实际上就是通过一些数学运算找出解混矩阵 W, 从而计算出各独立分量。

下面简述利用 ICA 方法除伪迹的原理步骤:

第一步, 用 N 行 T 列的矩阵 X 表示测得的原始脑电信号, 其中 N 表示原始脑电信号通道数 (导联数), T 表示采样点个数。

第二步, 用解混矩阵 W 与 X 相乘得到 M 行 T 列的矩阵 S, M 表示信号的独立成分数, 矩阵 S 的每一行就是一个独立成分。

第三步, 通过各独立成分的波形图、地形图、功率谱密度等相关信息, 判断该成分是脑电信号还是伪迹。

第四步, 在矩阵 S 中找到伪迹所在行, 将该行的数据全部置零, 伪迹行置零后的矩阵记为 S'。

第五步, 计算 $X' = W^{-1}S'$, 将各独立成分还原为各通道的脑电信号, 最终得到的矩阵 X' 就是除去伪迹后的脑电信号。

显然, 要使用 ICA 方法去除原始脑电信号中的伪迹, 就需要准确识别出各种伪迹的特征。原始脑电信号中常见的眨眼伪迹、眼动伪迹、肌电伪迹的特征如图 2.8 所示。

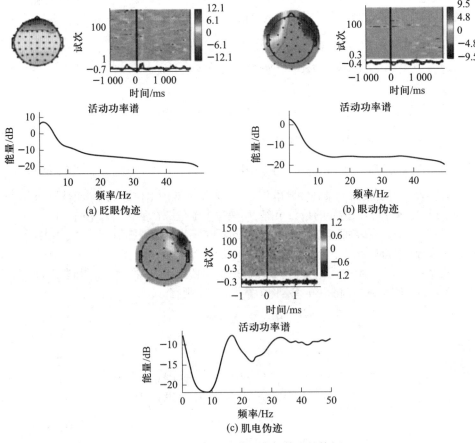

图 2.8　原始脑电信号常见伪迹的特征

图 2.8(a) 是较典型的眨眼伪迹的特征。眨眼伪迹是实验时受试者眨眼而出现的伪迹，其特点为地形图前端分布，低频能量较高，且该成分的排序较靠前。图 2.8(b) 是眼动伪迹的特征。有别于眨眼伪迹，眼动伪迹一般由受试者的眼球运动产生，其特点为地形图前端左右对称分布，低频能量高，成分排序比较靠前，但后于眨眼伪迹。图 2.8(c) 是肌电伪迹的特征。肌电伪迹一般由受试者手脚活动或吞咽等肌肉动作产生，其特点为高频能量远高于低频能量，且地形图分布在耳朵附近。但肌电伪迹的频率远高于脑电信号，所以肌电伪迹在脑电滤波阶段就能够被消除，在 ICA 方法中比较少见。

下面通过一个实例展示 ICA 方法在脑电信号预处理中的运用。该段脑电信号使用含有 19 个导联的数字脑电图仪采集得到，电极分布服从国际 10–20 电极排布系统的要求。在 MATLAB 的 EEGLAB 插件中对该段脑电信号运用 ICA 方法，得到 19 个独立成分，各独立成分的地形图如图 2.9 所示。通过观察各独立成分的地形图，初步判断第 1 个独立成分为眨眼伪迹。第 1 个独立成分的具体信息如图 2.10 所示，其地形图前端分布，且低频能量高，成分排序靠前，可以将其判定为眨眼伪迹。将该独立成分去除，再将剩余独立成分重构，即得到去除伪迹后的脑电信号。原始脑电信号与去除眼动伪迹后的脑电信号时域波形图分别如图 2.11(a) 和图 2.11(b) 所示。观察波形图不难发现，原始脑电信号中存在明显的眼动伪迹，而 ICA 方法能将该伪迹基本去除。

另外，我们需要注意 ICA 方法的假设前提。首先，ICA 方法假设脑电信号的各个成分是统计独立的，且每个电极上采集到的信号是各个独立成分线性组

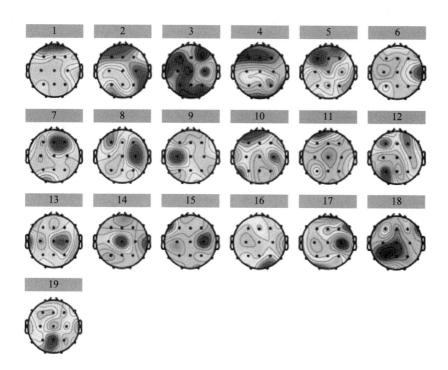

图 2.9　19 个独立成分的地形图

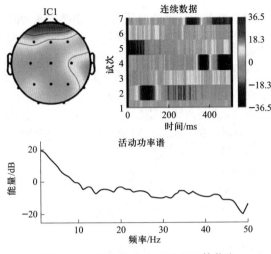

图 2.10 第 1 个独立成分的具体信息

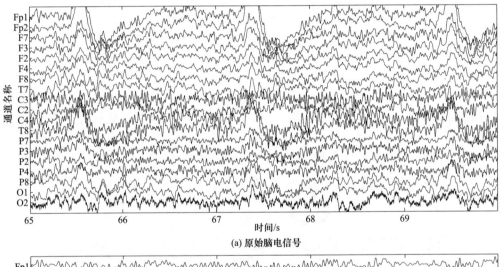

(a) 原始脑电信号

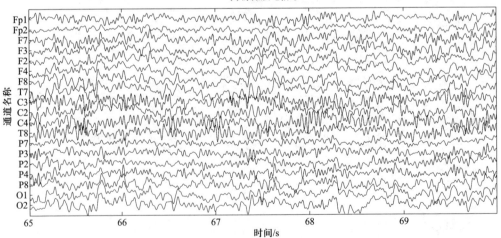

(b) 去除眼动伪迹后的脑电信号

图 2.11 去除眼动伪迹前后的脑电信号时域波形图

合的结果; 其次, 需要假设独立成分数小于等于通道数, 这是为了保证系数矩阵可逆; 最后, ICA 方法还假设传导延迟忽略不计、各成分源的位置固定不变以及各成分的概率分布不是精确的高斯分布。

2.3.4 小波阈值去噪

小波阈值去噪建立在离散小波变换的多分辨率分析 (Multi-Resolution Analysis, MRA) 的基础上。1986 年, Mallat 在大量已有工作的基础上提出了 Mallat 算法 [12], 该算法下的多尺度小波分解树如图 2.12 所示。其中, S 表示待分析的原始信号; CA_j 表示第 j 级分解得到的近似系数 (Coefficients of the Approximation, CA), 它反映了信号的低频成分, 表示信号的概貌; 而 CD_j 表示第 j 级分解得到的细节系数 (Coefficients of the Detail, CD), 它反映了信号的高频成分, 表示信号的细节。该算法需要根据实际情况选择合适的小波函数和分解层数, 每一级只对近似系数进行进一步分解。

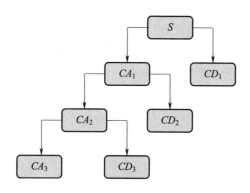

图 2.12　Mallat 算法多尺度小波分解树

小波阈值去噪方法的主要原理是: 小波变换在去数据相关性方面有很强的能力。该方法通过将信号的能量集中到小波域中一些较大的小波系数上来实现去噪, 而所含的白噪声在正交基上的变换仍然是白噪声, 小波变换将其能量分布于整个小波域内大多数的展开系数上。

因此, 经过小波分解后, 原始信号的小波系数幅值要大于噪声的小波系数幅值, 并且信号小波系数个数远远少于噪声小波系数。幅值比较大的小波系数一般以信号为主, 而幅值比较小的小波系数在很大程度上都是噪声。所以可将幅值较大的小波系数保留, 将幅值较小的小波系数置零, 得到估计的小波系数, 再对其进行信号重构, 即可达到去除噪声的目的。

由上述分析可知, 小波阈值去噪方法实际上是对含噪信号进行多尺度小波分解, 较大的小波系数被认为是有用信号予以保留, 而较小的小波系数被认为是噪声予以置零, 最后将信号重构从而达到去噪的目的。显然, 如何确定有用信号与噪声信号的小波系数之间的 "界限" 直接影响信号去噪的效果, 这就涉及小波阈值去噪方法中的阈值选取问题以及阈值函数选取问题。

通常用 λ 表示阈值, 设待分析信号 $s(i)$ 的长度为 N。现有的阈值选取方案包括以下两种。

(1) 固定阈值

$$\lambda = \delta\sqrt{2\log N} \qquad (2.3.18)$$

式中, δ 为噪声方差, 其值可由下式确定:

$$\delta = \frac{\text{MEDIAN}(|s(i)|)}{0.6745}, \quad i = 1, 2, \cdots, N \qquad (2.3.19)$$

(2) 无偏似然估计阈值

将信号 $s(i)$ 中每个值取平方, 再由大到小排列, 得到长度为 N 的序列 $f(k)$。

定义风险函数为: $R(k) = \left[N - 2k + \sum\limits_{i=1}^{k} f(i) + (N-k)f(N-k) \right] / N$, 假设当 k 取 k_m 时风险函数取到最小值, 则选取的阈值为 $\lambda = \sqrt{f(k_m)}$。

此外, 还有极大极小阈值和启发式阈值等阈值选取方案。

以 $w_{j,k}$ 表示第 j 尺度上的第 k 个小波系数, 以 $\overline{w}_{j,k}$ 表示阈值处理后的小波系数。常用的阈值函数包括以下 3 种。

(1) 硬阈值函数

$$\overline{w}_{j,k} = \begin{cases} w_{j,k}, & |w_{j,k}| > \lambda \\ 0, & |w_{j,k}| \leqslant \lambda \end{cases} \qquad (2.3.20)$$

若使用硬阈值函数, 则绝对值小于或等于阈值的小波系数会被置零, 而绝对值大于阈值的小波系数则全部保留。硬阈值函数计算简单, 但此算法可能使得部分点处产生间断, 从而可能造成重构信号产生振荡, 影响重构信号的质量。

(2) 软阈值函数

$$\overline{w}_{j,k} = \begin{cases} \text{sgn}(w_{j,k})(|w_{j,k}| - \lambda), & |w_{j,k}| > \lambda \\ 0, & |w_{j,k}| \leqslant \lambda \end{cases} \qquad (2.3.21)$$

式中, $\text{sgn}(w_{j,k})$ 为符号函数。若使用软阈值函数, 绝对值小于或等于阈值的小波系数仍被置零; 而绝对值大于阈值的小波系数, 若小波系数为正则减去阈值, 若小波系数为负则加上阈值。软阈值函数是在硬阈值函数的基础上将边界不连续的点收缩到零, 可有效避免间断, 但是由于被软阈值函数处理后的小波系数与处理前的小波系数之间总存在固定的偏差, 将导致重构后的信号与原始信号之间存在偏差。

硬阈值函数和软阈值函数的曲线如图 2.13 所示。如上所述, 硬阈值函数或软阈值函数均存在一定的缺陷, 故相关研究人员不断对阈值函数进行创新, 得到

了一些能克服传统软阈值函数及硬阈值函数的新阈值函数, 例如 Garrote 函数:

$$\overline{w}_{j,k} = \begin{cases} w_{j,k} - \dfrac{\lambda^2}{w_{j,k}}, & |w_{j,k}| > \lambda \\ 0, & |w_{j,k}| \leqslant \lambda \end{cases} \qquad (2.3.22)$$

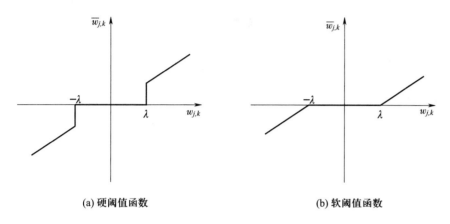

(a) 硬阈值函数　　　　　　　　　(b) 软阈值函数

图 2.13　硬阈值函数与软阈值函数曲线

(3) 半软阈值函数

$$\overline{w}_{j,k} = \begin{cases} \mathrm{sgn}(w_{j,k}) \left[|w_{j,k}| - \dfrac{2\lambda^2}{|w_{j,k}| + \lambda \mathrm{e}^{|w_{j,k}| - \lambda}} \right], & |w_{j,k}| > \lambda \\ 0, & |w_{j,k}| \leqslant \lambda \end{cases} \qquad (2.3.23)$$

根据以上介绍, 可以给出小波阈值去噪流程, 如图 2.14 所示。首先, 对原始含噪脑电信号进行小波分解, 得到若干层的小波系数; 其次, 选择合适的阈值和阈值函数对小波系数进行阈值化处理; 最后, 对阈值化后的小波系数进行小波重构, 得到去噪后的脑电信号。

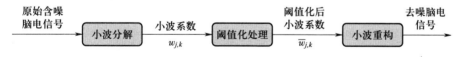

图 2.14　小波阈值去噪流程图

图 2.15 展示了一段脑电信号及经过小波分解后得到的各层小波系数。图 2.16 展示了使用小波阈值去噪对脑电信号进行处理的效果, 原始信号为单通道脑电信号, 采样率为 512 Hz, 截取时长为 1 s 的信号进行处理, 使用 db4 小波对信号进行 3 层分解, 并分别使用硬阈值函数和软阈值函数进行阈值化处理, 最后进行小波重构。

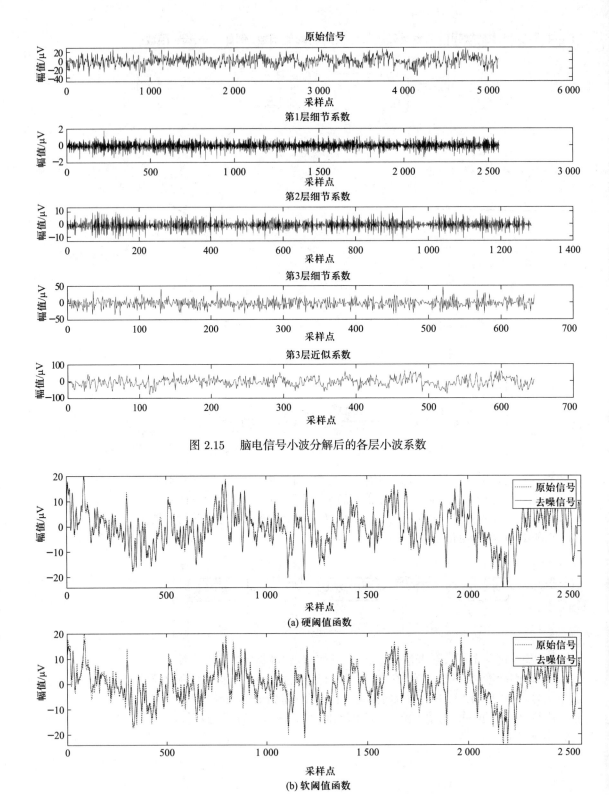

图 2.15 脑电信号小波分解后的各层小波系数

图 2.16 脑电信号的小波阈值去噪效果

2.3.5 经验模态分解

1998 年,Huang 等提出了经验模态分解 (Empirical Mode Decomposition, EMD)[13] 方法。该方法认为, 一个信号能分解成多个本征模态函数 (Intrinsic Mode Function, IMF), 且信号分解出来的各 IMF 分量包含了原始信号不同时间尺度的局部特征, 该方法广泛应用于非线性非稳定信号的分析处理。

由 EMD 方法得到的若干 IMF 分量必须满足如下两个条件: 一是在整个待处理信号中, 极值点以及过零点的数量必须相等或最多相差一个; 二是在任意时刻, 由局部极大值表示的包络和局部极小值表示的包络的平均值为零。EMD 方法的大致分解步骤如下:

第一步, 求出原始信号 $s(t)$ 的所有极大值点和极小值点。

第二步, 根据极大值点、极小值点拟合出上包络线 $y_1(t)$ 和下包络线 $y_2(t)$, 并计算出均值信号 $m(t)$:

$$m(t) = \frac{y_1(t) + y_2(t)}{2} \qquad (2.3.24)$$

第三步, 用原始信号 $s(t)$ 减去均值信号 $m(t)$, 得到待处理信号 $h(t)$。

第四步, 判断 $h(t)$ 是否满足 IMF 分量的两个条件。若满足, 则 $h(t)$ 就是第一个 IMF 分量, 并将 $h(t)$ 从原始信号 $s(t)$ 中减掉, 以 $s(t) - h(t)$ 为基础重复上述步骤继续分解; 若不满足, 则以 $h(t)$ 为基础重复上述步骤继续分解。

假设通过上述步骤, 原始信号共分解出 n 个 IMF 分量, 第 i 个 IMF 分量记为 $c_i(t)$, 最后无法继续分解的残差记为 $r(t)$, 则有

$$s(t) = \sum_{i=1}^{n} c_i(t) + r(t) \qquad (2.3.25)$$

图 2.17 展示了 EMD 方法的信号分解过程。其中图 2.17(a) 展示了原始信号的极大值点和极小值点, 图 2.17(b) 展示了原始信号的上包络线、下包络线以及均值信号。这里使用的信号为单通道脑电信号, 采样频率为 512 Hz, 信号时长为 2 s, 包含 1024 个采样点。

下面通过一个例子简单说明利用 EMD 方法进行脑电信号预处理的步骤。原始脑电信号为一段时长为 5 s 的单通道脑电信号, 信号采样频率为 512 Hz。将原始脑电信号通过上述方法分解成若干个 IMF 分量以及 1 个残差信号, 如图 2.18 所示。可以看到, 该段脑电信号分解出了 9 个 IMF 分量, 记为 IMF1 至 IMF9; 以及每个 IMF 分量对应的频谱, IMF1 和 IMF2 两个分量包含大于 30 Hz 的频率成分, 由于各频段脑电信号频率在 0~30 Hz, 所以认为 IMF1 和 IMF2 两个分量中包含非脑电的噪声。除去上述两个包含噪声的分量以及残差信号, 将剩余的 IMF 分量进行重构, 得到重构后的脑电信号。原始信号的 EMD 方法重构信号如图 2.19 所示。重构后的脑电信号去除了高频噪声, 说明该方法能够运用于脑电信号的预处理当中。

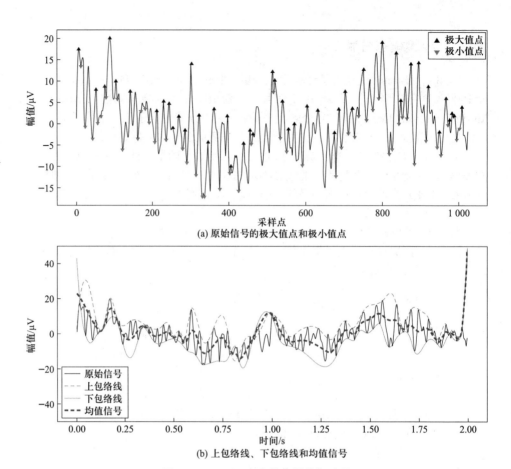

(a) 原始信号的极大值点和极小值点

(b) 上包络线、下包络线和均值信号

图 2.17　EMD 方法的信号分解过程

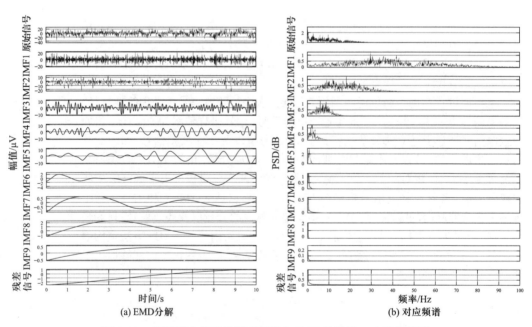

(a) EMD分解　　　　　　　　　　　　　(b) 对应频谱

图 2.18　原始脑电信号分解成若干个 IMF 分量及 1 个残差信号

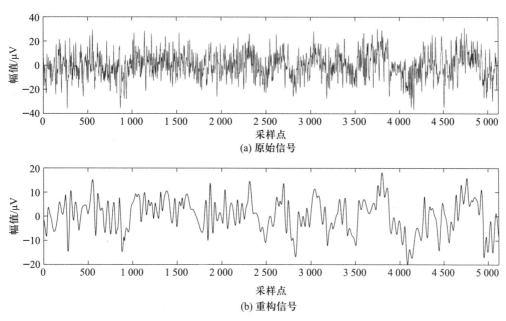

图 2.19　原始信号与 EMD 方法重构信号

在上面的例子中, 我们简单地认为包含大于 30 Hz 频率成分的 IMF 分量就是包含噪声的分量, 并将这些分量直接去除。实际上, 这些分量当中仍有可能包含有用的脑电信号, 直接将其去除可能导致脑电信号的丢失。因此, 如何判断哪些 IMF 分量中包含非脑电噪声, 如何处理包含噪声的 IMF 分量, 直接决定了用 EMD 方法进行脑电信号预处理的效果。

采用 EMD 方法进行信号分解可能会产生模态混叠现象, 即在同一个 IMF 分量中出现不同的频率成分、同一个频率成分被分散到若干个不同的 IMF 分量中, 二者都是模态混叠现象的表现。而 EMD 方法的改进方法——集合经验模态分解 (Ensemble Empirical Mode Decomposition, EEMD) 方法则有效避免了模态混叠现象 [14]。EEMD 方法在分解过程中多次引入均匀分布的白噪声, 将信号本身的噪声通过人为添加的噪声掩盖过去, 从而得到更加精准的上、下包络线。同时利用白噪声均值为零的特性, 对分解结果进行平均处理, 平均次数越多, 加入的白噪声带来的影响就越小。具体而言, 先给原始信号分别添加 N 个相互独立、幅值不同的白噪声, 得到 N 个带噪信号, 将这 N 个带噪信号分别进行经验模态分解, 每个带噪信号都分解得到一组 IMF 分量, 将每个带噪信号对应的 IMF 分量求平均的结果作为原始信号的 IMF 分量。

在 EEMD 方法的基础上, 研究人员又提出了互补集合经验模态分解 (Complementary Ensemble Empirical Mode Decomposition, CEEMD) 方法 [15]。EEMD 在原始信号中添加相互独立、幅值不同的白噪声, 而 CEEMD 方法在原始信号当中添加成对的幅值互为相反数的白噪声, 该方法能有效减少 EEMD 方法分解后重构信号中残留的白噪声, 同时能减少分解所需的迭代次数, 降低计算成本。近年来, 在 EMD 和 EEMD 方法基础上发展而来的自适应噪声完备集合经验模态分解 (Complete Ensemble Empirical Mode Decomposition with Adaptive

Noise, CEEMDAN) [16]、改进的自适应噪声集合经验模态分解 (Improved Complete Ensemble EMDAN, ICEEMDAN) [17] 等分解方法也正逐步应用于脑电信号分析中。

2.3.6 其他预处理方法

上述几种方法已在脑电信号预处理方面被广泛运用, 且取得了很好的效果。近年来, 信号处理技术不断发展, 出现了越来越多的脑电信号预处理方法。例如 FastICA 算法 [18], 该算法基于定点递推算法得到, 对任何类型的数据都适用, 同时它的存在使运用 ICA 分析高维数据成为可能。FastICA 算法本质上是一种最小化估计分量互信息的神经网络方法, 利用最大熵原理来近似负熵, 并通过一个合适的非线性函数使其达到最优。InfomaxICA 算法 [19] 则使用最大信息传输准则为依据, 通过调整解混矩阵来使输出各成分的联合熵达到最大。

目前对脑电信号处理的要求越来越高, 越来越多的研究人员在脑电信号预处理方法上做出了创新。为了克服小波阈值去噪中现有阈值函数的弊端, 许多新的阈值函数被提出, 这些新的阈值函数能同时避免重构信号产生振荡以及重构信号与原始信号存在固定差的问题; 而在 EMD 方法及其衍生方法当中, 有研究人员提出对含有噪声的 IMF 分量进行时频峰值滤波, 再进行重构, 使含噪 IMF 分量中包含有用信号的信息得到保留; 而为了更全面地去除脑电信号中的高频噪声和伪迹, 部分研究人员提出将自适应滤波与 ICA 相结合, 利用 ICA 算法去除原始信号中的眼电伪迹, 利用自适应滤波去除原始信号中的高频噪声。

2.4 小结

本章主要讲解脑电信号采集的基础知识以及脑电信号预处理的方法。

首先, 描述了脑电信号采集所需基础知识, 包括脑电信号的频段分类、脑电信号的容积传导和空间模糊效应、国际 10–20 电极排布系统以及脑电信号采集注意事项。原始脑电信号的质量是后续对脑电信号进行分析处理的基础, 高质量的原始脑电信号可以让后续的分析处理获得更好的效果。

其次, 描述了脑电信号预处理的相关理论与方法。PCA 方法基于用较少的特征表达尽可能多的信息的思想, 找出信号的若干个主成分, 从而在预处理中实现数据降维。而自适应滤波算法能自动调节滤波器自身的参数, 使滤波器的输出信号尽可能接近期望信号, 从而消除信号中的噪声。ICA 方法能将原始脑电信号分解为若干个独立分量, 将被识别为伪迹的分量去除, 达到去除脑电信号中伪迹的目的。小波阈值去噪和经验模态分解有着相同的信号处理思路, 即将原始脑电信号进行分解, 将分解结果中属于伪迹的部分去除, 而属于脑电信号的部分保留, 最后再进行信号重构, 达到脑电信号去噪的目的。在这些方法的基础上, 研究人员不断创造出更多的预处理方法, 使得脑电信号处理的精度越来越高。

参考文献

[1] 胡理, 张治国. 脑电信号处理与特征提取[M]. 北京: 科学出版社, 2020.

[2] Sanei S, Chambers J A. EEG signal processing[J]. Computational Intelligence & Neuroscience, 2007, 2: 1178–1181.

[3] Subasi A, Gursoy M I. EEG signal classification using PCA, ICA, LDA and support vector machines[J]. Expert Systems with Applications, 2010, 37(12): 8659–8666.

[4] 吴平, 陈心浩. 小波变换与自适应滤波在脑电信号消噪中的应用[J]. 电子工程师, 2006, 8: 30–31.

[5] Widrow B, Hoff M E. Adaptive switching circuits[R]. IRE WESCON Convention Record, 1960, 4(1): 96–104.

[6] Benkherrat M, Bouguerra R, Choufa T. Removal of ocular artifacts from related evoked potentials using VSSLMS adaptive filter[C]//The International Conference on "Computer as a Tool", Warsaw, 2007: 349–352.

[7] Yang B, Duan K, Zhang T. Removal of EOG artifacts from EEG using a cascade of sparse autoencoder and recursive least squares adaptive filter[J]. Neurocomputing, 2016, 214: 1053–1060.

[8] Beaufays F. Transform-domain adaptive filters: An analytical approach[J]. IEEE Transactions on Signal Processing, 1995, 43(2): 422–431.

[9] Gay S L, Tavathia S. The fast affine projection algorithm[J]. Acoustic Signal Processing for Telecommunication, 2000: 23–45.

[10] Hyvärinen A, Oja E. Independent component analysis: algorithms and applications[J]. Neural Networks, 2000, 13(4, 5): 411–430.

[11] Onton J, Makeig S. Information-based modeling of event-related brain dynamics[J]. Progress in Brain Research, 2006, 159: 99–120.

[12] Mallat S G. A theory for multiresolution signal decomposition: the wavelet representation[J]. IEEE Transactions on Pattern Analysis and Machine Intelligence, 1989, 11(7): 674–693.

[13] Huang N E, Shen Z, Long S R, et al. The empirical mode decomposition and the Hilbert spectrum for nonlinear and non-stationary time series analysis[J]. Proceedings of the Royal Society of London. Series A: Mathematical, Physical and Engineering Sciences, 1998, 454: 903–995.

[14] Wu Z, Huang N E. Ensemble empirical mode decomposition: A noise-assisted data analysis method[J]. Advances in Adaptive Data Analysis, 2009, 1(1): 1–41.

[15] Yeh J R, Shieh J S, Huang N E. Complementary ensemble empirical mode decomposition: A novel noise enhanced data analysis method[J]. Advances in Adaptive Data Analysis, 2010, 2(2): 135–156.

[16] Torres M E, Colominas M A, Schlotthauer G, et al. A complete ensemble empirical mode decomposition with adaptive noise[C]// 2011 IEEE International Conference on Acoustics, Speech and Signal Processing, Prague, 2011: 4144–4147.

[17] Colominas M A, Schlotthauer G, Torres M E. Improved complete ensemble EMD: A suitable tool for biomedical signal processing[J]. Biomedical Signal Processing and Control, 2014, 14: 19–29.

[18] Bingham E, Hyvärinen A. A fast fixed-point algorithms for independent component analysis of complex valued signals[J]. International Journal of Neural Systems, 2000, 10(1): 1–8.

[19] 吴小培, 张道信. 扩展 Infomax 算法的收敛性分析[J]. 计算机工程与应用, 2003,7: 49–51.

第 3 章
脑电信号特征提取理论与方法

3.1　引言

　　脑电信号是一种非平稳的随机信号。由于随机信号的总能量是无限的而平均功率是有限的, 因此可对脑电信号进行频域分析, 从频域角度研究脑电信号。常用第 3.2 节中描述的功率谱密度 (Power Spectral Density, PSD) 来分析脑电信号。此外, 脑电信号也可以通过自回归 (Autoregressive, AR) 模型处理, 该方法将在第 3.3 节介绍。

　　除频域分析外, 时频分析也是常用的脑电信号分析方法。对于非平稳的脑电信号, 第 3.4 节中描述的小波变换 (Wavelet Transform, WT) 是常见的脑电信号时频分析方法之一。第 3.5 节描述的小波包变换 (Wavelet Packet Transform, WPT) 方法则是对小波分解中的高频分量进一步细分, 故具有更精准的特征提取能力。

　　第 3.6 节中的快速傅里叶变换 (Fast Fourier Transform, FFT) 是离散傅里叶变换 (Discrete Fourier Transform, DFT) 的一种快速算法, 可以实现信号的时频变换。FFT 算法作为 DFT 的改进方法, 其时间复杂度随采样点增多而降低, 因而得到广泛应用 [1]。而对于脑电信号的空间域特征, 则常用第 3.7 节描述的共空间模式 (Common Spatial Pattern, CSP) 进行提取 [2]。除上述常用的信号处理方法, 非线性方法也是脑电信号处理过程中的常用方法。第 3.8 节中描述的熵特征, 作为反映脑电信号复杂程度的重要指标, 在脑电信号特征提取过程中得到了广泛应用 [3]。

3.2　功率谱密度

　　在时域上, 脑电信号以波的形式呈现。功率谱密度是指用密度的概念表示信号功率在各频率点的分布情况, 是对随机变量均方值的度量。换句话说, 功率谱密度就是信号的频谱密度与某个系数的乘积, 是某个频率对应的功率值, 这是一种时间序列的功率与频率之间的整体的关系。

　　假设 $P(t)$ 是一个实值函数, 它可以进行傅里叶变换, 其傅里叶变换可以由

如下公式来表示:

$$P(\omega) = \int_{-\infty}^{+\infty} P(t)\mathrm{e}^{-\mathrm{j}\omega t}\mathrm{d}t \tag{3.2.1}$$

式中, ω 为角频率。同理, 也可以用频率 f 表示:

$$P(f) = \int_{-\infty}^{+\infty} P(t)\mathrm{e}^{-\mathrm{j}2\pi ft}\mathrm{d}t \tag{3.2.2}$$

$P(t)$ 是实值函数, $P(f)$ 是复值函数, 这两者之间是满足帕塞瓦尔定理的, 具体如下所示:

$$\int_{-\infty}^{+\infty} P(t)^2\mathrm{d}t = \int_{-\infty}^{+\infty} |P(f)|^2\mathrm{d}f \tag{3.2.3}$$

其中, 等式左侧是 $P(t)$ 在时域上的能量总值, 等式右侧的被积函数是其能量谱密度, 也就是单位频率的能量。该值对于有限长的实值信号来说, 能量总值与信号的时间长度之比便可以称为功率谱密度, 将频率以及与之对应的功率谱密度通过直角坐标图的形式绘制出来就是功率谱密度图。

然而, 我们要处理的脑电信号是非平稳非周期的, 大多数采集到的原始脑电信号无法直接进行傅里叶变换, 因此可以使用截短函数对脑电信号进行截取, 于是有

$$P_T(t) = \begin{cases} P(t), & |t| \leqslant T \\ 0, & |t| > T \end{cases} \tag{3.2.4}$$

$$P_T(\omega) = \int_{-\infty}^{+\infty} P(t)\mathrm{e}^{-\mathrm{j}2\pi\omega t}\mathrm{d}t = \int_{-T}^{+T} P(t)\mathrm{e}^{-\mathrm{j}2\pi\omega t}\mathrm{d}t \tag{3.2.5}$$

其中, 式 (3.2.4) 是截短函数公式, 式 (3.2.5) 是经截短函数处理过的信号的傅里叶变换过程, 同样满足帕塞瓦尔定理, 如下所示:

$$\int_{-\infty}^{+\infty} P_T(t)^2\mathrm{d}t = \int_{-\infty}^{+\infty} |P_T(\omega)|^2\mathrm{d}\omega \tag{3.2.6}$$

进而将式 (3.2.6) 两端同时除以时间长度 $2T$, 并对时间 T 取极限, 就可以得到功率谱密度值

$$\lim_{T\to\infty} \frac{\int_{-T}^{+T} P_T(t)^2\mathrm{d}t}{2T} = \int_{-\infty}^{+\infty} \lim_{T\to\infty} \frac{|P_T(\omega)|^2}{2T}\mathrm{d}\omega \tag{3.2.7}$$

式 (3.2.7) 是通用的总功率谱密度表达式, 其中等式右侧被积函数即为功率谱密度, 可以表示为

$$PSD(\omega) = \lim_{T\to\infty} \frac{|P_T(\omega)|^2}{2T} \tag{3.2.8}$$

根据以上推导过程可知, PSD 是频域上的量, 反映了不同频率分量所对应的功率大小及分布情况。PSD 对于脑电信号的特征提取具有重要意义, 是脑电信

号较为直观的特征之一[4]。

如图 3.1 所示, 这里使用 3 种方法提取脑电信号的功率谱密度, 分别为周期图法、Welch 方法以及 AR 模型中的 Burg 算法。所用脑电信号为单通道原始脑电信号, 未经其他预处理, 采样频率为 512 Hz。

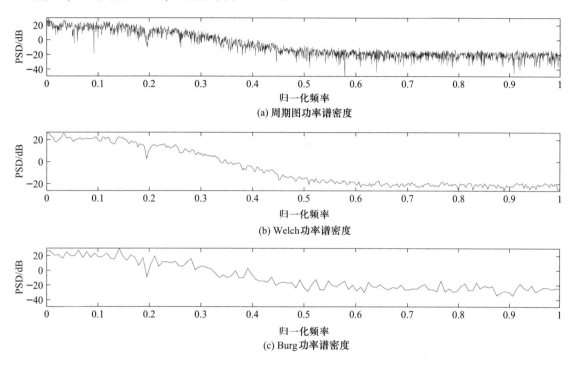

图 3.1　脑电信号的功率谱密度

3.3　自回归分析

自回归模型又称 AR 模型[5], 是一种时间序列模型, 用来预测未来时刻的值。它假设每个时刻的值只与之前几个时刻的值有关, 并且是通过一个线性函数来计算的。自回归模型的基本假设是误差项 $\varepsilon(n)$ 是白噪声, 即对于所有 $\varepsilon(n)$ 的期望值均为 0, 且具有相同的方差 σ^2。这意味着误差项之间没有任何关系, 是完全独立的。基于该假设, 我们可以使用最小二乘法来估计自回归模型的参数。最小二乘法的基本思想是: 对于给定的数据, 找到一组参数, 使得模型对数据的预测值与实际值之差的平方和最小。通过调整这些参数, 就可以获得不同的特征信号功率谱密度估计, 可用如下差分方程来表示:

$$x(n) = -\sum_{i=1}^{p} pi = a_p(i)x(n-i) + \varepsilon(n) \tag{3.3.1}$$

式中, $\varepsilon(n)$ 是均值为 0、方差为 σ^2 的白噪声序列; p 为 AR 模型的阶数; $a_p(i), i = 1, 2, \cdots, n$ 为 AR 模型的待定参数。所以脑电信号序列 $x(n)$ 可以看作白噪声 $\varepsilon(n)$ 通过 AR 模型的输出。在构建 AR 参数模型时, 需要考虑的一个问题是模型阶数的选择。阶数太高会导致谱估计出现谱分裂现象, 阶数太低又会导致分辨率太低。现给出一个采用 AR 模型分析运动想象脑电信号的实例。实验中前 2 s 受试者保持平静, 2 ~ 7 s 屏幕上出现一个向左或者向右的箭头, 受试者看到向左或者向右的箭头就立即持续想象左手划水或者右手划水的动作。实验数据由美国 Neuroscan 公司生产的 SynAmps 2 脑电信号放大器采集, 该仪器采用 AgCl 电极, 电极排布服从国际 10–20 电极排布系统的要求, 使用了其中的 C3 和 C4 电极, 计算并比较了 6 阶和 8 阶 AR 模型的分辨率。

求解 AR 模型参数, 常用的算法有自相关法、Burg 算法和改进的协方差方法等, 本实验采用 Burg 算法 [6]。Burg 算法令前向预测误差和后向预测误差功率之和 ρ_p^{fb} 最小, 即

$$\min \rho_p^{\mathrm{fb}} = \min \frac{1}{2}[\rho_p^{\mathrm{f}} + \rho_p^{\mathrm{b}}] \tag{3.3.2}$$

前向预测误差 ρ_p^{f} 和后向预测误差 ρ_p^{b} 的求和范围为 P 至 $N-1$, 这时有

$$\rho_p^{\mathrm{f}} = \frac{1}{N-P} \sum_{n=P}^{N-1} |e_p^{\mathrm{f}}(n)|^2$$
$$\rho_p^{\mathrm{b}} = \frac{1}{N-P} \sum_{n=P}^{N-1} |e_p^{\mathrm{b}}(n)|^2 \tag{3.3.3}$$

Burg 算法比自相关法有着更高的分辨率, 且比改进的协方差方法简单。选取 0.5 ~ 5 s 的脑电信号数据, 每隔 0.5 s 做一次 AR 功率谱密度估计, 并将这 0.5 s 内的功率谱相加, 想象左手运动和想象右手运动的功率谱密度分别如图 3.2 和图 3.3 所示。

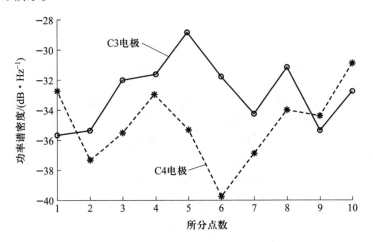

图 3.2　想象左手运动的功率谱密度

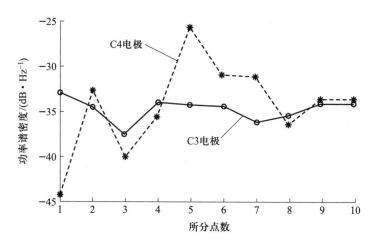

图 3.3　想象右手运动的功率谱密度

受试者在想象肢体动作时, 与大脑皮层相关的区域会呈现特定频率振幅减小以及能量下降的现象, 即事件相关去同步化 (Event-Related Desynchronization, ERD)。从图 3.2 可以看出, 当受试者想象左手运动时, 大脑皮层右侧 (C4 电极附近) 出现 ERD 现象, 相关区域功率谱密度下降。从图 3.3 可以看出, 当受试者想象右手运动时, 大脑皮层左侧 (C3 电极附近) 出现 ERD 现象, 相关区域功率谱密度下降。当受试者想象不同部位的运动时, 脑电信号呈现不同的特征。基于这些特征的差异, 运动想象系统能够有效地区分不同的想象运动所产生的脑电信号, 从而准确捕捉受试者的运动意图。

3.4　小波变换

小波变换 [7] 是一种时频信号处理方法, 它能够在时域和频域中对信号进行精确的定位和分解。通过使用不同的小波函数, 可以对信号进行多层分解, 多层分解能够提供有关信号特定频段内信息的更多细节。小波变换基本性质如下:

(1) 小波变换使用小波函数对信号进行分解, 小波函数是一种有限支持的函数, 具有较高的时间和频率分辨率。

(2) 小波变换进行多层分解, 每层分解提供有关信号特定频段内信息的更多细节。

(3) 小波变换的分解过程使用卷积运算, 使用小波函数与信号进行卷积。

(4) 小波变换的逆变换使用相同的小波函数将分解后的信号重新组合。

小波变换的分解过程使用小波函数与信号进行卷积运算, 其中小波函数也称为小波滤波器。

下面给出一个采用小波变换分析音乐影响注意力脑电信号的实例。听音乐是很多人日常生活中调节情绪的方法之一, 不同的音乐会给人带来不同的情绪影响, 但音乐对人的大脑和脑电信号变化的影响仍处于探索阶段。本实验利用 EEG 研究不同音乐刺激对注意力的影响, 重点比较了脑波音乐和重金属音乐对注意力的影响 [8]。在基于不同类型音乐影响的脑电信号研究实验中, 我们采用时频分析中的小波变换, 该方法具有多分辨率分析的优点, 可以在时域分析的同时进行频域分析, 弥补了傅里叶变换中频率分辨率与时间分辨率之间的矛盾。小波变换定义如下: 当条件满足式 (3.4.1) 时, ψ 被称为一个基本小波, 连续小波变换的定义如式 (3.4.2)。式 (3.4.3) 表示位移和规模扩展的基本小波。

$$C_\psi = \int_{-\infty}^{\infty} \frac{|\hat{\psi}(w)|^2}{|w|} \mathrm{d}w < \infty \tag{3.4.1}$$

$$(W_\psi f)(\tau, a) = \frac{1}{|a|^{\frac{1}{2}}} \int_{-\infty}^{\infty} f(t)\psi^*\left(\frac{t-\tau}{a}\right) \mathrm{d}t = \langle f, \psi_{\tau,a} \rangle \tag{3.4.2}$$

$$\psi_{\tau,a}(t) = \frac{1}{\sqrt{|a|}} \psi\left(\frac{t-\tau}{a}\right) \tag{3.4.3}$$

式中, a 为尺度因子, τ 为位移分量, t 为自变量。

当小波持续时间有限时, 尺度因子 a 对基本小波 $\psi(t)$ 进行尺度变换。a 增大, 分析周期变长, 振幅减小; a 减小, 分析周期变短, 振幅增大。在频域中满足小波变换

$$(W_\psi f)(\tau, a) = \frac{\sqrt{|a|}}{2\pi} \int_{-\infty}^{\infty} F(w)\psi^*(aw)\mathrm{e}^{\mathrm{j}w\tau} \mathrm{d}w \tag{3.4.4}$$

然而, 在实际应用中基于特定的采样频率进行脑电信号的采集, 因此采集到的脑电信号为离散信号, 而非连续的模拟信号。对这样的离散信号进行小波变换时, 我们在连续小波变换的基础上对参数 a 和 τ 进行离散化处理, 取 $a = 2^j$, $\tau = ka$, 其中 j、k 为任意正整数, 则离散小波变换 (Discrete Wavelet Transform, DWT) 的表达式为

$$(W_\psi f)(j, k) = 2^{-2j} \sum_t f(t)\psi(2^{-j}t - k)\mathrm{d}t \tag{3.4.5}$$

离散小波变换是一种将离散信号分解成不同频率成分的技术。与连续小波变换类似, 离散小波变换也将信号分解成近似部分 (低频成分) 和细节部分 (高频成分), 但由于实际采集的脑电信号是离散的, 所以在离散小波变换中, 变换的过程也需要进行离散化处理。

小波变换的多分辨率和恒 Q 变换可以将信号以不同的方式分解成不同尺度, 同时得到不同特征的 α、β、θ 和 δ 波。多分辨率分析是小波变换的核心思想之一, 它允许在不同尺度上观察信号的特征。通过不断降低尺度 (增加频率), 我们可以获得信号不同频率的分量, 并且在每个尺度上都可以得到一种近似。恒 Q 变换分析是一种在频域中分析信号的方法, 它与多分辨率分析有关。在恒 Q 变换分析中, 尺度不是均匀地增加, 而是采用恒定的 Q 值, 也就是每个频率分量

之间的比值是固定的。这种分析方法在音频处理中比较常见，因为人类的听觉系统更类似于恒 Q 变换分析，即对频率的感知是倍数关系的，而不是线性关系。在进行小波变换时，不同的尺度和频率分量对应不同的小波基函数，这些基函数将捕获信号在不同频率范围内的特征。

图 3.4 是提取的某受试者 Fp1 通道的左侧额叶脑电信号[8]。当听脑波音乐时，α 波的强度增加，相反，当听重金属这种强烈且快速的鼓声音乐时，α 波的强度减少。在实验结果分析中，$P < 0.05$ 表示两组数据之间的差异符合 "显著" 标准，$P < 0.001$ 表示两组数据之间的差异符合 "非常显著" 标准。从表 3.1 和表 3.2 可以看出，脑波音乐对 α 波的功率值有显著影响 ($P < 0.05$)，低 α 波和高 α 波有明显的差异。当 α 波增大时，α 波段的强度增加，受试者的身心放松，更快地进入阅读状态。由此可见，脑波音乐能有效地引起 α 波反应，使人心平气和，减轻压力，提高注意力。相反，α 波对重金属音乐的反应并不明显。当受试者注意力集中时，β 波是高强度的，会发生强烈的反应。从表 3.3 可以看出，重金属音乐会对 β 波的值产生影响，这两种音乐对 β 波的影响也有明显差异。比起重金属音乐，β 波对脑波音乐的反应更强烈，这个结果出乎我们的意料。在实验结束后的简短采访中，大多数受试者表示，他们通常不会接触到重金属音乐，重金属音乐快速而强烈的鼓点让受试者无法集中精力阅读。相反，脑波音乐让他们更放松，从而更专注于阅读。脑波音乐对 β 波也有显著的影响，这也验证了脑波音乐可以增强注意力的观点。

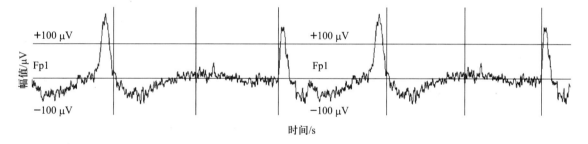

图 3.4　某受试者的左侧额叶脑电信号 (Fp1 通道)

表 3.1　低 α 波的小波系数比较 (T 检验的 P 值为 0.013179)

受试者编号	脑波音乐	重金属音乐
1	20 767.68	11 531.49
2	32 350.19	13 622.37
3	54 705.31	22 727.62
4	39 841.20	3 420.81
5	28 167.34	18 774.26
6	15 813.65	1 987.74

表 3.2 高 α 波的小波系数比较 (T 检验的 P 值为 0.013 888)

受试者编号	脑波音乐	重金属音乐
1	47 654.21	11 409.06
2	25 479.20	3 619.45
3	13 116.97	4 139.28
4	10 864.59	5 635.71
5	47 254.30	16 257.04
6	24 396.97	4 824.47

表 3.3 β 波的小波系数比较 (T 检验的 P 值为 0.011 590)

受试者编号	脑波音乐	重金属音乐
1	118 311.37	56 416.57
2	94 133.91	46 512.30
3	85 416.12	30 784.40
4	122 344.20	81 006.67
5	166 930.74	66 468.15
6	252 997.81	69 897.46

3.5 小波包变换

小波变换在信号分析和处理过程中可能会产生严重的频率混叠现象。当原始信号包含多个不同的周期信号时, 通过离散小波变换分解的不同级别信号的频率可能包含其他频率分量。为了克服离散小波变换的这些缺点, Kingsbury 等提出了双树复小波变换 (Dual-Tree Complex Wavelet Transforms, DTCWT) 的概念[9]。2005 年, 进一步开发了 DTCWT 分解和重建算法, 使两个离散小波变换 (Discrete Wavelet Transform, DWT) 使用二叉树结构, 其中一棵树生成转换的实部, 另一棵树生成虚部[10]。假设有两组特殊的实时滤波器 $\{gr, hr\}$ 和 $\{gi, hi\}$ 用于分解, 这两组滤波器用于原始信号, 以便分离两个单独的小波包 (双树分解, 这里称为 R 树分解和 I 树分解)。算法描述如下:

R 树分解:

$$\begin{cases} cr_m^{j+1,2n} = \sum_l cr_l^{j,n} hr_{l-2m} \\ cr_m^{j+1,2n+1} = \sum_l cr_l^{j,n} gr_{l-2m} \end{cases} \tag{3.5.1}$$

I 树分解:

$$\begin{cases} ci_m^{j+1,2n} = \sum_l ci_l^{j,n} hi_{l-2m} \\ ci_m^{j+1,2n+1} = \sum_l ci_l^{j,n} gi_{l-2m} \end{cases} \qquad (3.5.2)$$

式中, hr 和 hi 分别是 R 树和 I 树的低通滤波器; gr 和 gi 分别是 R 树和 I 树的高通滤波器; $cr_l^{j,n}$ 是 R 树在尺度 j 节点序号 n 下的系数, 即复小波分解的实部, $ci_l^{j,n}$ 是 I 树在尺度 j 节点序号 n 下的系数, 即复小波分解的虚部。

假设重构滤波器为 $\{sgr, shr\}$ 和 $\{sgi, shi\}$, 则重构算法为:

R 树重构:

$$cr_k^{j,n} = \sum_m (cr_m^{j+1,2n} shr_{k-2m} + cr_m^{j+1,2n+1} sgr_{k-2m}) \qquad (3.5.3)$$

I 树重构:

$$ci_k^{j,n} = \sum_m (ci_m^{j+1,2n} shi_{k-2m} + ci_m^{j+1,2n+1} sgi_{k-2m}) \qquad (3.5.4)$$

本章采用 Kingsbury Q-shift 双树滤波器进行双树复小波变换。该滤波器是一系列正交离散滤波器系数, 可以实现变换中的抗混叠现象。

实践证明, DTCWT 相比传统的离散小波变换算法可以更加高效地减少原始脑电信号的噪声, 这主要与双树复小波变换的平移不变性及抗混叠效应有关。

(1) 平移不变性, 利用 DTCWT 和合理的滤波器可以获得平移不变性。图 3.5 显示了输入阶跃信号, 利用双树复小波变换和离散小波变换得到的测试结

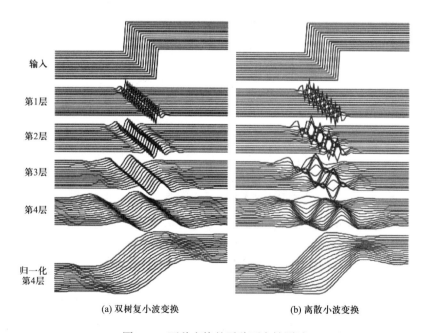

(a) 双树复小波变换   (b) 离散小波变换

图 3.5 两种变换的平移不变性测试

果[11]。可以看出, 当输入信号延迟时, 离散小波变换的结果是振荡的, 双树复小波变换的结果更为平稳。因此, 在进行信号分析时, 当存在平移敏感性或误差时, DTCWT 可以更有效地实现小波变换。

(2) 抗混叠效应, 离散小波变换在分析信号时会产生严重的频谱混叠现象。特别是当原始信号中存在多个不同的信号频率时, DWT 分解的不同级别信号的频率可能包含其他频率, DTCWT 则不存在这一缺陷。我们设计了一个多频仿真信号来测试该算法:

$$y(t) = \sin 200\pi t + 2\sin 400\pi t + 3\sin 600\pi t + 2\sin 800\pi t + \sin 1\,000\pi t \quad (3.5.5)$$

原始信号的时域波形和快速傅里叶变换后的频谱如图 3.6 所示, 其中采样频率为 1 024 Hz, 采样点数为 512。利用小波变换将信号分解为 4 层, 细节系数 (CD_1 到 CD_4) 和近似系数 (CA_4) 如图 3.7 所示, 对应的频谱如图 3.8 所示。可以看出, 经过 DWT 4 层分解后的各层重构信号均出现了严重的频率混叠现象。理论上, 第 1 层细节系数 (即 CD_1) 应仅包含 300 Hz、400 Hz 和 500 Hz。然而, 从图 3.8 中可以观察到, CD_1 也存在 230 Hz 和 420 Hz 频率。同样, 第 2 层细节系数不应包含 230 Hz 和 400 Hz, 这些频率分量就是 DWT 在分解重构过程中的离散频率。

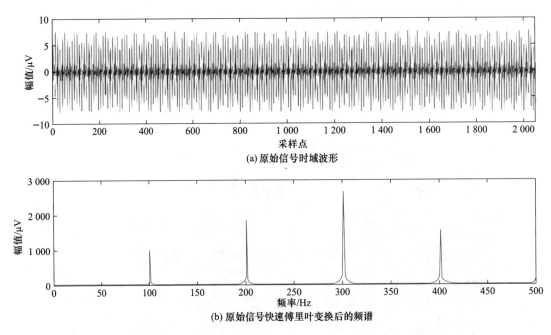

(a) 原始信号时域波形

(b) 原始信号快速傅里叶变换后的频谱

图 3.6　原始信号的时域波形和快速傅里叶变换后的频谱

图 3.9 提供了使用 DTCWT 重构每一层系数的结果, 图 3.10 显示了重构每一层系数的频谱。

可以看出, 双树复小波分解和重构的每一层的频率分量与理论[12,13] 是一致的。虽然在第 2 层重构信号中存在少量 400 Hz 的频率分量, 但相对于 DWT, 频率混叠现象在很大程度上被抑制。

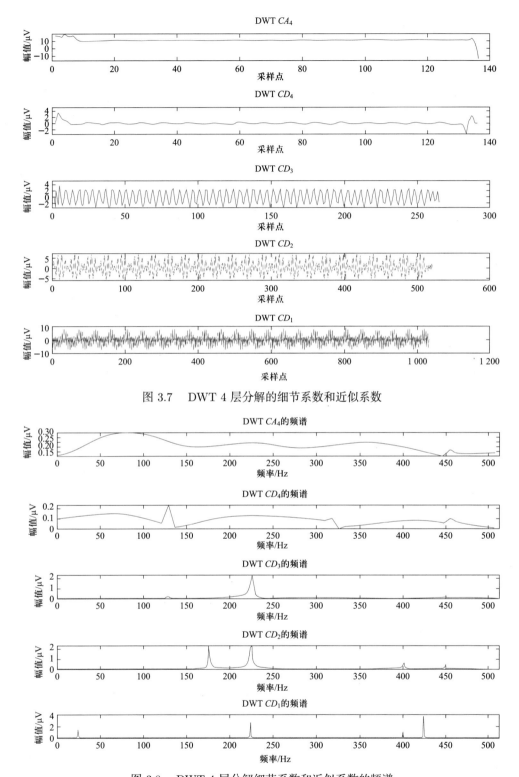

图 3.7　DWT 4 层分解的细节系数和近似系数

图 3.8　DWT 4 层分解细节系数和近似系数的频谱

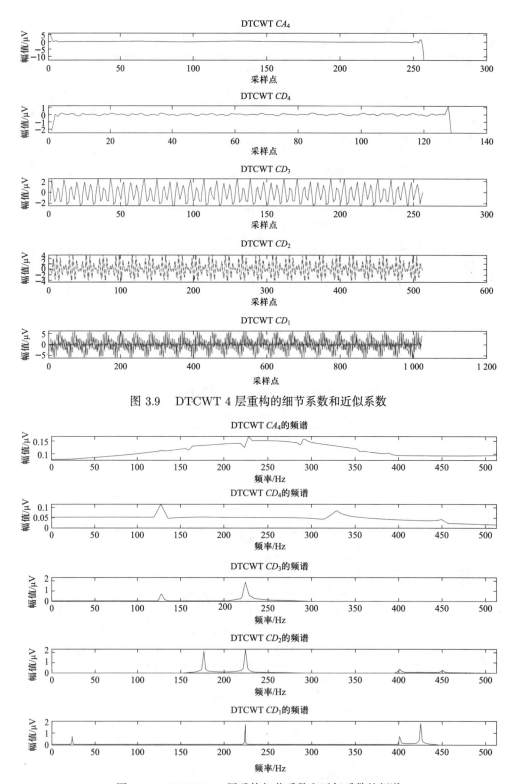

图 3.9　DTCWT 4 层重构的细节系数和近似系数

图 3.10　DTCWT 4 层重构细节系数和近似系数的频谱

3.6 快速傅里叶变换

快速傅里叶变换 (FFT)[14] 是一种数学工具, 用于将信号从时域转换为频域。FFT 经常用于脑电信号分析中, 它可以快速计算脑电信号的频率成分, 有助于研究脑电活动以及潜在的健康问题。

FFT 在脑电信号分析中的具体应用可能有所不同, 常见的应用包括:

(1) 频谱分析: 使用 FFT 可以计算脑电信号的频谱, 即信号在不同频率范围内的能量分布, 有助于研究脑电信号的特定频率成分。

(2) 时频分析: 使用 FFT 可以计算脑电信号的时频分布, 即信号在不同时间和频率范围内的能量分布, 有助于研究脑电信号在时域和频域的变化。

(3) 非线性动态分析: 使用 FFT 可以计算脑电信号的多项式傅里叶变换 (MFT), 从而提取信号的非线性特征, 有助于研究脑电信号的非线性动态过程, 如突触传递和神经元群体活动。

非周期性且连续的时间信号 $x(t)$ 的傅里叶变换如下所示:

$$X(\omega) = \int_{-\infty}^{\infty} x(t)\mathrm{e}^{-\mathrm{j}\omega t}\mathrm{d}t \tag{3.6.1}$$

式中, $X(\omega)$ 是信号 $x(t)$ 的连续频谱, ω 为角频率。将其转化为用连续信号 $x(t)$ 的离散样本值 $x(k)$ 表示, DFT 如下所示:

$$X(k) = \sum_{n=0}^{N-1} x(n)W_N^{kn}, \quad k = 0, 1, \cdots, N-1 \tag{3.6.2}$$
$$W_N = \mathrm{e}^{-\mathrm{j}\frac{2\pi}{N}}$$

将 $x(n)$ 分解为奇偶两个序列 $x_1(n)$ 和 $x_2(n)$ 的和的形式, 进行蝶形运算。最终 FFT 的计算公式为

$$X(k) = X_1(k) + W_N^k X_2(k) \tag{3.6.3}$$

式中, $X_1(k)$ 和 $X_2(k)$ 分别为 $x_1(n)$ 和 $x_2(n)$ 的 $N/2$ 点 DFT。

这里给出一个通过 FFT 分析稳态视觉诱发电位的例子。当视觉受到光或者图形闪烁等刺激时, 脑电信号的电位会发生变化, 这些电位变化称为视觉诱发电位。由于大脑里分布的各种神经网络都有其固有的谐振频率, 在正常状态下, 这些神经网络都是互不同步的。当施加一个恒定频率的外界视觉刺激时, 与刺激频率或谐波频率一致的神经网络就会产生谐振, 导致大脑的电位活动在刺激频率或谐波频率处出现明显变化, 由此产生稳态视觉诱发电位信号。由 10 Hz 频率刺激引起的稳态视觉诱发电位频谱图如图 3.11 所示。可以看出, 信号在 10 Hz 处幅值最高, 在其 2 倍频和 3 倍频 (即 20 Hz 和 30 Hz) 处也出现了较高的幅值。

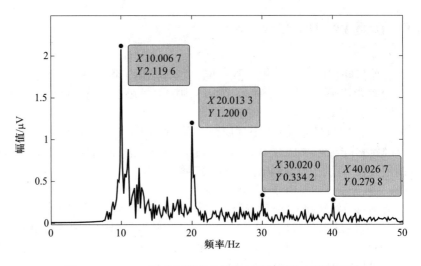

图 3.11　10 Hz 频率刺激引起的稳态视觉诱发电位频谱图

3.7　共空间模式

共空间模式 (CSP) 是一种用于描述多个信号之间相关性的数学模型。共空间模式算法可表示为共空间模式分解,其中每个信号都与一个共空间模式相关联。CSP 是一种线性变换,用于将多个信号转换为一组新的信号,这些新信号的特征为相互之间的相关性最小,并且尽可能多地包含原始信号的信息。CSP 常用于脑电信号分析中,以研究脑电信号之间的相关性。下面描述 CSP 的步骤。

假设有两类不同的脑电信号 $\boldsymbol{X}_1$ 和 $\boldsymbol{X}_2$,其中第 k $(k=1,2)$ 类脑电信号可以表示为

$$\boldsymbol{X}_k = \begin{bmatrix} x_1(1) & \cdots & x_1(T) \\ \vdots & & \vdots \\ x_N(1) & \cdots & x_N(T) \end{bmatrix} \tag{3.7.1}$$

式中, N 表示脑电信号的通道数, T 表示采样点数。

根据下式分别计算两类脑电信号的规范化协方差矩阵:

$$\boldsymbol{R}_k = \frac{\boldsymbol{X}_k \boldsymbol{X}_k^{\mathrm{T}}}{\mathrm{tr}(\boldsymbol{X}_k \boldsymbol{X}_k^{\mathrm{T}})} \tag{3.7.2}$$

式中, $\mathrm{tr}(\boldsymbol{X}_k \boldsymbol{X}_k^{\mathrm{T}})$ 表示矩阵 $\boldsymbol{X}_k \boldsymbol{X}_k^{\mathrm{T}}$ 的迹。

将计算所得的矩阵 $\boldsymbol{R}_1$ 和 $\boldsymbol{R}_2$ 相加,得到复合的规范化协方差矩阵 $\boldsymbol{R}_c$,并对矩阵 $\boldsymbol{R}_c$ 进行特征值分解:

$$\begin{aligned} \boldsymbol{R}_c &= \boldsymbol{R}_1 + \boldsymbol{R}_2 \\ \boldsymbol{R}_c &= \boldsymbol{U}_c \boldsymbol{\Lambda}_c \boldsymbol{U}_c^{\mathrm{T}} \end{aligned} \tag{3.7.3}$$

式中, $\boldsymbol{\Lambda}_c$ 是由 $\boldsymbol{R}_c$ 的特征值组成的对角矩阵, $\boldsymbol{U}_c$ 是由对应的特征向量组成的矩阵。

构造白化矩阵 $\boldsymbol{P}$:

$$\boldsymbol{P} = \sqrt{\boldsymbol{\Lambda}_c^{-1}}\boldsymbol{U}_c^{\mathrm{T}} \tag{3.7.4}$$

使用白化矩阵对矩阵 $\boldsymbol{R}_1$ 和 $\boldsymbol{R}_2$ 做如下处理:

$$\boldsymbol{S}_1 = \boldsymbol{P}\boldsymbol{R}_1\boldsymbol{P}^{\mathrm{T}}$$
$$\boldsymbol{S}_2 = \boldsymbol{P}\boldsymbol{R}_2\boldsymbol{P}^{\mathrm{T}} \tag{3.7.5}$$

再对矩阵 $\boldsymbol{S}_1$ 和 $\boldsymbol{S}_2$ 进行主成分分解, 得

$$\boldsymbol{S}_1 = \boldsymbol{B}_1\boldsymbol{\Lambda}_1\boldsymbol{B}_1^{\mathrm{T}}$$
$$\boldsymbol{S}_2 = \boldsymbol{B}_2\boldsymbol{\Lambda}_2\boldsymbol{B}_2^{\mathrm{T}} \tag{3.7.6}$$

可以证明, 矩阵 $\boldsymbol{S}_1$ 和 $\boldsymbol{S}_2$ 有相同的特征向量, 且两个由特征值组成的对角矩阵之和为单位矩阵, 即满足

$$\boldsymbol{B}_1 = \boldsymbol{B}_2 = \boldsymbol{B}$$
$$\boldsymbol{\Lambda}_1 + \boldsymbol{\Lambda}_2 = \boldsymbol{I} \tag{3.7.7}$$

所以, 若 $\boldsymbol{\Lambda}_1$ 中特征值按降序排列, 则 $\boldsymbol{\Lambda}_2$ 中特征值按升序排列。即当 $\boldsymbol{S}_1$ 的特征值最大时, $\boldsymbol{S}_2$ 的特征值最小, 保证了这两类脑电信号的差异最大化。

接下来构造 CSP 算法中的最优空间滤波器, 即投影矩阵

$$\boldsymbol{W} = \boldsymbol{B}^{\mathrm{T}}\boldsymbol{P} \tag{3.7.8}$$

使用该空间滤波器对脑电信号进行空间滤波, 即

$$\boldsymbol{Z}_k = \boldsymbol{W}\boldsymbol{X}_k \tag{3.7.9}$$

最后, 计算矩阵 $\boldsymbol{Z}_k$ 的特征向量, 即得到两类特征差异最大的特征向量。

图 3.12 总结了 CSP 算法的步骤[15]。其中, 脑电信号矩阵的维度为 $N \times T$,

任务A信号矩阵: 类1

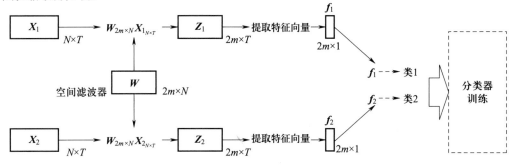

任务B信号矩阵: 类2

图 3.12　CSP 算法步骤

N 代表脑电信号通道数 (导联数目), T 代表采样点个数, $2m$ 为生成该滤波器时根据需求自行设定的特征选取个数。

在 $8 \sim 30$ Hz 频率范围的运动想象实验中, 出现事件相关同步或事件相关去同步现象最明显的是 α 节律 ($8 \sim 13$ Hz) 和 β 节律 ($14 \sim 30$ Hz) 这两个频段。为了区分这两类向量, 采用 CSP 对重构后 C3 和 C4 通道上包含 α 或 β 节律的频段信号进行共射投影。共空间模式特征提取时, 参数 m 取 1, 得到特征数目 $2m$ 为 2, CSP 二维特征散点图如图 3.13 [16] 所示。从图 3.13 可以明显地看出左右手的差异。用共空间模式特征提取二分类的左右手运动想象信号, 左右手任务的区分效果明显。

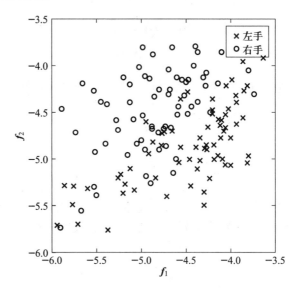

图 3.13   CSP 二维特征散点图

3.8   脑电信号熵特征

脑电信号是非平稳非线性信号, 所以对脑电信号进行非线性分析, 提取其非线性特征, 是脑电信号处理中常见的方法。熵特征是非线性特征中广泛运用的一类特征, 近似熵、样本熵、排列熵是基于时域信号计算的熵特征, 谱熵基于频域计算, 在信号的时频域则可以计算小波熵。

近似熵用于描述有限长信号的不可预测性或随机性, 是重要的信号非线性特征, 其计算涉及信号的相空间重构, 估计当相空间的嵌入维数从 m 增加到 $m + 1$ 时, 在阈值 r 内相空间数据量的增长速率。设长度为 N 的时域信号 $x(i)$ $(1 \leqslant i \leqslant N)$ 嵌入维数为 m 的相空间重构得到 $N - m + 1$ 个向量 $\boldsymbol{X}_m(i)$, 即

$$\boldsymbol{X}_m(i) = \{x(i), x(i+1), \cdots, x(i+m-1)\}, \quad i = 1, 2, \cdots, N-m+1 \quad (3.8.1)$$

定义 $d[\boldsymbol{X}_i^m, \boldsymbol{X}_j^m]$ 为向量 $\boldsymbol{X}_m(j)$ 到向量 $\boldsymbol{X}_m(i)$ 的距离, 即

$$d[\boldsymbol{X}_i^m, \boldsymbol{X}_j^m] = \max(|x(i+k) - x(j+k)|), \quad k = 0, 1, \cdots, m \quad (3.8.2)$$

向量 $\boldsymbol{X}_m(j)$ 到向量 $\boldsymbol{X}_m(i)$ 的距离小于阈值 r 的概率为 $P_i^m(r)$, 有

$$P_i^m(r) = \frac{1}{N-m+1} \sum_{j=1}^{N-m+1} \varepsilon(d[\boldsymbol{X}_i^m, \boldsymbol{X}_j^m] - r), i, j = 1, 2, \cdots, N-m+1$$

$$(3.8.3)$$

式中的 ε 为阶跃函数, 其表达式为

$$\varepsilon(t) = \begin{cases} 0, & t < 0 \\ \dfrac{1}{2}, & t = 0 \\ 1, & t > 0 \end{cases} \quad (3.8.4)$$

将 $\varPhi^m(r)$ 定义为

$$\varPhi^m(r) = \frac{1}{N-m+1} \sum_{i=1}^{N-m+1} \ln P_i^m(r) \quad (3.8.5)$$

当嵌入维数为 $m+1$ 时, 重复以上计算步骤, 计算 $\varPhi^{m+1}(r)$, 即

$$\varPhi^{m+1}(r) = \frac{1}{N-m} \sum_{i=1}^{N-m} \ln P_i^{m+1}(r) \quad (3.8.6)$$

则信号的近似熵为

$$\mathrm{ApEn}(m, r, N) = \varPhi^m(r) - \varPhi^{m+1}(r) \quad (3.8.7)$$

从计算公式可以看出, 近似熵值受数据长度、距离阈值和嵌入维数的影响。一种常用的参数选取方法是: 嵌入维数 m 取 2, 距离阈值 r 取信号标准差的 1/5。

样本熵与近似熵有类似的意义, 二者都能衡量时间序列的复杂度, 熵值越大代表时间序列复杂度越高。计算样本熵也需要先计算向量 $\boldsymbol{X}_m(j)$ 到向量 $\boldsymbol{X}_m(i)$ 的距离 $d[\boldsymbol{X}_i^m, \boldsymbol{X}_j^m]$。当嵌入维数为 m 时, 向量距离小于距离阈值 r 的个数记为 B_i, 定义 $B_i^m(r) = \dfrac{B_i}{N-m-1}$, 并对其求均值得到 $B^m(r)$, 即

$$B^m(r) = \frac{1}{N-m} \sum_{i=1}^{N-m} P_i^m(r) \quad (3.8.8)$$

嵌入维数增加到 $m+1$ 时, 向量距离小于距离阈值 r 的个数记为 A_i, 定义 $A_i^m(r) = \dfrac{A_i}{N-m-1}$, 并对其求均值得到 $A^m(r)$, 即

$$A^m(r) = \frac{1}{N-m} \sum_{i=1}^{N-m} P_i^m(r) \tag{3.8.9}$$

最后, 信号的样本熵可以表示为

$$\mathrm{SampEn}(r, m, N) = -\ln \frac{A^m(r)}{B^m(r)} \tag{3.8.10}$$

排列熵是另一种衡量时间序列复杂度的熵参数, 其计算简单、抗噪声干扰能力强。设长度为 N 的时域信号 $x(i)$ $(1 \leqslant i \leqslant N)$ 经嵌入维数为 m、延迟为 τ 的相空间重构, 得到 $N-(m-1)\tau$ 个向量, 每个向量称为一个重构分量, 记为 $\boldsymbol{X}_i$, 即

$$\boldsymbol{X}_i = \{x(i), x(i+\tau), \cdots, x[i+(m-1)\tau]\}, i = 1, 2, \cdots, N-(m-1)\tau \tag{3.8.11}$$

对每一个重构分量 $\boldsymbol{X}_i$ 中的元素按升序进行重新排列, 即

$$x[i+(j_1-1)\tau] \leqslant x[i+(j_2-1)\tau] \leqslant \cdots \leqslant x[i+(j_m-1)\tau] \tag{3.8.12}$$

式中, $j_1, j_2, \cdots, j_m$ 表示重构分量中各个元素所在列的索引, 将这一索引看成一个符号序列, 则每个重构分量都能得到一个符号序列。m 维相空间中不同的符号序列共有 $m!$ 种, 设第 j 种符号序列出现的次数为 n_j, 则其出现概率 p_j 为

$$p_j = \frac{n_j}{\sum\limits_{j=1}^{m!} n_j} \tag{3.8.13}$$

将概率 p_j 代入香农熵的计算公式, 可得

$$H_x(m) = -\sum_{j=1}^{m!} p_j \ln p_j \tag{3.8.14}$$

则信号的排列熵为

$$\mathrm{PE} = \frac{H_x(m)}{\ln m!} \tag{3.8.15}$$

近似熵、样本熵和排列熵都是在时域衡量信号的复杂度, 而谱熵则基于信号的功率谱密度, 在频域进行计算。谱熵的计算公式为

$$\mathrm{SpEn} = -\sum_{f=0} p_f \log p_f \tag{3.8.16}$$

式中, p_f 是频率为 f 时的功率值。谱熵可以看作信号功率谱密度的香农熵。

小波变换是常用的信号时频域分析方法, 可以在小波变换的基础上再计算时频域熵特征, 也就是小波熵。对一段信号进行小波分解, 尺度为 j, 窗口长度为 N, 则任意尺度 j 下的小波能量 E_j 为

$$E_j = \sum_k d_j(k)^2 \qquad (3.8.17)$$

式中, $d_j(k)$ 为尺度 j 下的小波系数。则所有尺度的总能量为

$$E = \sum_j E_j \qquad (3.8.18)$$

尺度 j 下的能量在总能量中的占比 p_j 为

$$p_j = \frac{E_j}{E} \qquad (3.8.19)$$

最后, 将能量占比 p_j 代入香农熵公式, 就得到信号的小波熵

$$\mathrm{WE} = -\sum_j p_j \log p_j \qquad (3.8.20)$$

图 3.14 展示了脑电信号熵特征的一个计算样例。取德国波恩大学癫痫脑电信号数据集中的发作间期和发作期两类单通道脑电信号各 100 段, 计算每段脑电信号的排列熵、谱熵和小波熵特征, 其中计算排列熵使用的嵌入维度为 2, 阈值 r 为信号标准差的 1/5, 延迟为 1 s; 计算小波熵使用的小波函数为 db4 函数, 进行 4 层分解。图 3.14 中的 3 个坐标轴分别为排列熵、谱熵和小波熵的取值, 灰色点代表发作间期信号样本, 而黑色点代表发作期信号样本。从图 3.14 中能够看出, 在这 3 种熵特征下, 两类脑电信号的分布重合度较小, 换言之, 这 3 种熵特征能够对两类脑电信号做出有效的区分。

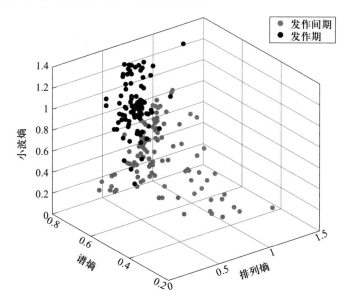

图 3.14　两类脑电信号熵特征计算样例

3.9　小结

　　脑电信号特征提取是指从脑电信号中提取有用的信息，以便进一步分析和研究脑活动。脑电信号是一种复杂的信号，可以在时域、频域和空间域中分析。本章主要讨论了功率谱密度、自回归分析、小波变换、小波包变换、快速傅里叶变换、共空间模式算法以及熵特征等提取方法。脑电信号特征提取是一个重要的步骤，它为研究脑活动提供了重要的信息，帮助我们理解脑活动的本质和特征。脑电信号特征提取的方法有很多，不同的方法适用于不同的研究目的。因此，在进行脑电信号特征提取时，需要选择适当的方法，以最大限度地提取有用的信息。

参考文献

[1] 张时超. FFT 算法在脑电波信号谱密度分析中的应用与实现[J]. 电脑知识与技术, 2017, 13(13): 225–227.

[2] Koles Z J. The quantitative extraction and topographic mapping of the abnormal components in the clinical EEG[J]. Electroencephalography and Clinical Neurophysiology, 1991, 79(6): 440–447.

[3] 蔡娇英, 李胜民, 赵春临. 基于 EEG 复杂度的脑疲劳检测研究进展[J]. 信息与电脑 (理论版), 2021, 33(5): 72–74.

[4] 戴冷湜. 脑电信号的特征提取与分析方法研究[D]. 杭州: 浙江大学, 2011.

[5] 胡广书. 数字信号处理: 理论, 算法与实现[M]. 北京: 清华大学出版社, 2005.

[6] 王力, 张雄. 小波滤波与 AR 模型在脑电信号处理的应用[J]. 电子器件, 2012, 35(4): 461–464.

[7] 张毅, 罗明伟, 罗元. 脑电信号的小波变换和样本熵特征提取方法[J]. 智能系统学报, 2012, 7(4): 339–344.

[8] Xu Y, Xu X, Deng L. EEG research based on the influence of different music effects[J]. Journal of Physics: Conference Series, 2020, 1631(1): 012147.

[9] Ko K E, Sim K B. A study on emotion recognition systems based on the probabilistic relational model between facial expressions and physiological responses[J]. Journal of Institute of Control, Robotics and Systems, 2013, 19(6): 513–519.

[10] 胥永刚, 孟志鹏, 陆明. 基于双树复小波包变换和 SVM 的滚动轴承故障诊断方法[J]. 航空动力学报, 2014, 29(1): 67–73.

[11] Xu X, Zhang Y, Tang M, et al. Emotion recognition based on double tree complex wavelet transform and machine learning in Internet of Things[J]. IEEE Access, 2019, 7: 154114–154120.

[12] Alyasseri Z A A, Khader A T, Al-Betar M A, et al. EEG feature extraction for person identification using wavelet decomposition and multi-objective flower pollination algorithm[J]. IEEE Access, 2018, 6: 76007–76024.

[13] Amin S U, Alsulaiman M, Muhammad G, et al. Multilevel weighted feature fusion using convolutional neural networks for EEG motor imagery classification[J]. IEEE Access, 2019, 7: 18940–18950.

[14] Varsta M, Heikkonen J, Mourino J. Evaluating the performance of three feature sets for brain-computer interfaces with an early stopping MLP committee[C]// Proceedings of the 15th International Conference on Pattern Recognition, Barcelona, 2000, 2: 907–910.

[15] CoSineZxc. CSP(Common spatial patterns) 共空间模式算法简介[EB/OL]. [2022-05-02].

[16] 龙佳伟, 郑威, 刘燕, 等. 基于排列熵和 CSP 融合的脑电信号特征提取[J]. 计算机技术与发展, 2022, 32(3): 157–162.

第 4 章
脑电信号特征量分类理论与方法

4.1 引言

在对脑电信号进行特征量提取后, 需要选择一些方法对这些特征进行分类, 预测出分类结果。目前机器学习方法在脑电信号特征量分类领域应用广泛, 常见方法包括 k 近邻 (k-Nearest Neighbor, KNN) 算法、线性判别分析 (Linear Discriminant Analysis, LDA)、支持向量机 (Support Vector Machine, SVM)、朴素贝叶斯模型 (Naïve Bayes Model, NBM) 以及深度学习 (Deep Learning, DL) 等。

4.1.1 机器学习简介

机器学习 (Machine Learning, ML) 从数据中获取知识, 是统计学、人工智能和计算机科学的交叉研究领域, 也被称为预测分析或统计学习。机器学习可按照是否存在预期输出分为监督学习与无监督学习。在监督学习中, 用户将成对的输入数据与预期输出提供给算法, 算法会找到一种方法, 根据给定输入给出相应的输出。因为每一个用于算法学习的样例都对应一个预期输出, 好像有 "人" 在监督着算法。虽然创建一个包含输入数据和预期输出的数据集往往需要大量时间与精力, 但监督学习很好理解, 其性能也易于评估。在无监督学习中, 只有输入数据是已知的, 没有为算法提供预期输出数据。虽然无监督学习有很多成功的应用, 但理解和评估这些算法往往更加困难。无论是监督学习还是无监督学习, 将输入数据表征为计算机可以理解的形式都是十分重要的。通常来说, 将数据表征为表格是很有效的。想要处理的每一个数据点对应表格中的一行, 描述该数据点的每一项属性对应表格中的一列。在机器学习中, 表格中的每一行被称为一个样本, 而每一列用来描述的属性则被称为特征。

4.1.2 监督学习发展过程

监督学习算法是机器学习算法中最庞大的家族之一。图 4.1 给出了经典监督学习算法发展示意图 (这里不包含深度学习算法)。

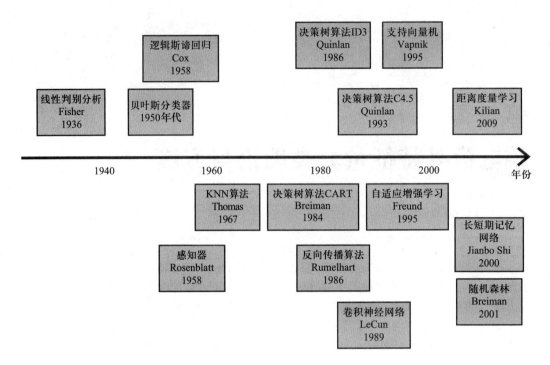

图 4.1 经典监督学习算法发展示意图

线性判别分析由 Fisher 于 1936 年提出, 作为一种监督学习的数据降维技术, 它通过线性变换将向量投影到低维空间中, 保证投影后相同类型的样本点尽可能接近, 不同类型的样本点尽可能远离。

贝叶斯分类器起步于 20 世纪 50 年代, 基于贝叶斯定理把样本分到后验概率最大的类中。

逻辑斯谛回归 (Logistic Regression, LR) 诞生于 1958 年, 是一种广义的线性回归模型。名为 "回归", 实际上是一种分类算法。LR 可直接预测出一个样本属于正样本的概率, 常用于数据挖掘、疾病自动诊断、经济预测等领域。

感知器出现于 1958 年, 作为一种线性分类器, 被认为是人工神经网络的前身。但它过于简单, 甚至不能解决异或问题, 因此不具有实际应用价值, 更多的是起到思想启蒙的作用, 为后面的算法奠定思想上的基础。

KNN 算法诞生于 1967 年, 是一种经典和常用的机器学习算法, 通过测量样本点之间的距离进行分类, 无须先验的统计要求, 简单且有效, 应用广泛。

在 20 世纪 80 年代之前, 机器学习并未形成系统化的研究, 研究内容较为零碎, 但它们对机器学习的发展起到了不容忽视的奠基作用。在这之后, 机器学习开始成为独立的研究方向, 并发展出了大量的算法。

决策树算法的 3 种典型实现 ID3、CART 与 C4.5 是 20 世纪 80 年代至 90 年代初期的重要成果。决策树算法简单并且具有很强的可解释性, 在特定问题上仍被广泛使用。

反向传播算法诞生于 1986 年, 是深度学习中被广泛使用的训练算法, 用于多层神经网络的训练, 对于神经网络的完善与发展具有重要的意义。

第一个真正意义上的卷积神经网络在 1989 年由 LeCun 设计实现, 用于手写数字的识别, 这是现在被广泛使用的深度卷积神经网络的原型。

1986—1993 年, 神经网络理论得到了极大的丰富和完善, 但当时的很多因素限制了它的大规模使用。

20 世纪 90 年代是机器学习蓬勃发展的时期。1995 年诞生了支持向量机 (SVM) 和自适应增强学习 (AdaBoost) 这两种经典算法。SVM 通过将输入向量隐式映射到高维空间, 可以很好地处理原始非线性问题; AdaBoost 代表集成学习算法的胜利, 通过集成一些简单的弱分类器, 可以达到出人意料的精确率。

现在非常流行的长短期记忆网络 (Long-Short-Term Memory, LSTM) 在 2000 年就出现了, 但在很长一段时间内一直默默无闻, 直到 2013 年与深度循环神经网络整合, 在语音识别上取得了成功。

随机森林 (Random Forest, RF) 出现于 2001 年, 与 AdaBoost 算法同属集成学习, 虽然简单, 但在很多问题上效果却非常好, 因此现在还在被大规模使用。

2009 年诞生的距离度量学习是经典机器学习算法中比较年轻的算法, 后来这种通过机器学习得到距离函数的想法被广泛研究, 发表了一系列研究成果。

从 1980 年开始到 2012 年深度学习兴起之前, 监督学习得到了快速的发展, 各种思想和算法层出不穷。与现在的情况不同, 当时没有哪一种机器学习算法在大量问题上取得压倒性的优势。

4.2 k 近邻算法

4.2.1 k 近邻算法简介

k 近邻算法是最经典和最简单的监督学习算法之一。k 近邻算法最早由 Cover 和 Hart 提出, 是一种非参数分类算法, 现已广泛应用于模式识别和数据挖掘等多个领域。k 近邻算法的分类思想是: 给定一个待分类的样本 x, 首先找出与 x 最接近的或最相似的 k 个已知类别标签的训练集样本, 其次根据这 k 个训练样本的类别标签确定样本 x 的类别[1]。

4.2.2 距离度量

k 近邻算法的核心是获取与待分类样本距离最近的 k 个样本, 并根据这 k 个样本类别以及分类决策规则判断待分类样本所属的类别, 确定距离度量函数对 k 近邻算法的分类准确性是至关重要的。因此 k 近邻算法中一个重要的问题是计算样本之间的距离, 以确定训练样本中哪些样本与测试样本更加接近。

设特征空间 χ 是 n 维实数向量空间 R^n, 其中 $\boldsymbol{x}_i, \boldsymbol{x}_j \in \chi$, $\boldsymbol{x}_i = (x_i^{(1)}, x_i^{(2)}, \cdots, x_i^{(n)})^{\mathrm{T}}$, $\boldsymbol{x}_j = (x_j^{(1)}, x_j^{(2)}, \cdots, x_j^{(n)})^{\mathrm{T}}$, $\boldsymbol{x}_i$ 与 $\boldsymbol{x}_j$ 的距离 L_p 定义为

$$L_p(\boldsymbol{x}_i, \boldsymbol{x}_j) = \left(\sum_{l=1}^{n} |x_i^{(l)} - x_j^{(l)}|^p \right)^{\frac{1}{p}} \tag{4.2.1}$$

其中, 当 $p=1$ 时表示曼哈顿距离, 当 $p=2$ 时表示欧氏距离, 当 $p=\infty$ 时表示各距离中的最大值。

在实际应用中, 我们往往需要根据应用的场景和数据本身的特点来选择距离计算方法。当已有的距离方法不能满足实际应用需求时, 还需要有针对性地提出适合具体问题的距离度量方法。

4.2.3 k 值的选取

在通过 k 近邻算法对数据进行分类时, k 值的选取对模型的准确性至关重要。如果在预测时选择较小的 k 值, 表示通过与待预测样本距离较近的样本对结果进行预测。使用待预测样本周围较小邻域的训练数据对待分类实例进行预测, 因此较小的 k 值会导致预测结果对最近邻的实例特别敏感, 如果与待分类实例较近的点恰好是误差, 则会导致预测错误。但如果选择较大的 k 值, 则相当于选择待分类样本周围较大邻域内的实例来进行分类, 这会导致与待分类实例较远的 (相似度不高) 实例也会对待分类实例的类别有影响, 也会导致误差的产生[2]。如图 4.2 所示, 有两类不同的样本数据: 三角形与长方形, 圆形为待分类数据, 当 k 值取值为 3 时可以看出, 圆形最邻近的 3 个图形有 2 个长方形、1 个三角形, 根据少数服从多数的判决原则, 圆形的分类结果为长方形; 当 k 值取值为 9 时, 以此类推, 圆形的分类结果变为了三角形, 也就是说 k 值的选取直接影响模型的准确性。因此在具体选取中我们一般先选取一个较小的数值, 再采取交叉验证法来选取最优的 k 值。选取 k 值是一项很重要的实验调参工作。

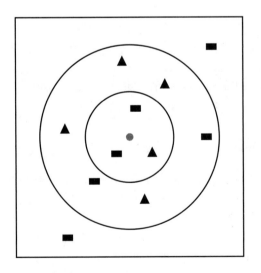

图 4.2 k 近邻算法分类示意图

4.2.4　k 近邻算法实现步骤

(1) 构建训练样本集合 X。

(2) 设定 k 的初始值。k 值的确定没有一个统一的方法 (根据具体问题选取的 k 值可能有较大的区别)。一般方法是先确定一个初始值, 然后根据实验数据不断调试, 直到最优。

(3) 在训练样本集中选出与待测样本最近的 k 个样本。假定样本点 x 属于 n 维空间 R^n, 样本之间的 "近邻" 关系一般由欧氏距离来度量。

(4) 给定一个待分类的样本 $x_q, x_1, x_2, \cdots, x_k$ 表示与 x_q 距离最近的 k 个样本。设离散的目标函数 (分类问题) 为 $f : R^n \to v_i, v_i$ 表示第 i 个类别的标签, s 个类别的标签集合定义为 $V = \{v_1, v_2, \cdots, v_s\}$。$\widetilde{f}(x_q) = \arg\max_{v \in V} \sum_{i=1}^{k} \delta(v, f(x_i))$, 表示对 $f(x_q)$ 的估计, 当 $a = b$ 时, $\delta(a, b) = 1$, 否则, $\delta(a, b) = 0$。

(5) $\widetilde{f}(x_q)$ 即是待测样本 x_q 的类别[1]。

4.2.5　k 近邻算法的优缺点

KNN 算法是一种非参数的分类技术, 对于未知和非正态分布的数据可以取得较高的分类准确率, 具有概念清晰、易于实现等优点; 但同时也存在分类过程中计算量过大、对样本库过于依赖和度量相似性的距离函数不适用等问题。

KNN 算法的主要优点包括:

(1) 算法简单, 易于理解和实现。KNN 算法的原理很容易理解, 而且它的代码实现也很简单。给定一个样本, KNN 算法先找到距离它最近的 k 个样本, 然后基于这 k 个样本的类别来确定该样本的类别。

(2) 模型的训练不需要太多的计算资源。KNN 算法并没有真正的训练过程, 它只是在训练时将数据集存储起来, 然后在预测时找到最近的 k 个样本。因此 KNN 算法的训练非常快速, 不需要大量的计算资源。

(3) KNN 算法的决策边界是圆形的, 因此它可以很好地处理多维空间中的数据。此外, 它的决策边界是由样本的均值和方差确定的, 所以它对数据分布具有一定的适应能力。

传统的 KNN 算法的不足之处主要包括:

(1) 分类速度慢。KNN 算法是基于实例学习的 "懒惰" 学习方法, 它根据所给训练样本构造分类器, 将所有训练样本先存储起来, 当要进行分类时再进行计算处理。需要计算待分类样本与训练样本库中每一个样本的相似度, 才能求得与其最近的 k 个样本。对于高维样本或样本集规模较大的情况, 其时间复杂度和空间复杂度均较高, 时间代价为 $O(mn)$, 其中 m 为向量空间模型空间特征维数, n 为训练样本集大小。

(2) 样本库容量依赖性较强。样本库容量对 KNN 算法在实际应用中的限制较大, 有一些类别无法提供足够的训练样本, 使得 KNN 算法所需要的相对均匀的特征空间条件无法得到满足, 使得识别的误差较大。

(3) 特征作用相同。与决策树归纳方法和神经网络方法相比, 传统最近邻分类器认为每个属性的作用都是相同的 (赋予相同权重)。样本的距离是根据样本的所有特征 (属性) 计算的, 在这些特征中, 有些特征与分类是强相关的, 有些特征与分类是弱相关的, 还有一些特征 (可能是大部分) 与分类不相关。这样, 如果在计算相似度的时候, 按所有特征作用相同来计算样本相似度就会误导分类过程。

(4) k 值的确定。KNN 算法必须指定 k 值, k 值选择不当则分类准确率无法保证[1]。

4.2.6　k 近邻算法在脑电信号上的分类仿真

对于二维脑电信号数据集, 在二维平面绘制出分类结果并将不同的类别通过形状进行区分, 将 1 个、3 个、9 个邻居 3 种情况的决策边界可视化, 由图 4.3 可以看出 KNN 算法给出的不同类别的决策边界。

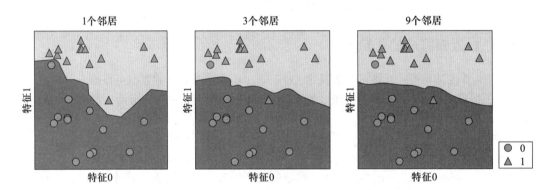

图 4.3　KNN 算法给出的不同类别的决策边界

由图 4.3 可以看出, 不同的 k 值 (即不同的邻居数) 对应了不同的决策边界和分类结果, 随着 k 值的增加, 决策边界变得越来越平滑, 平滑的决策边界对应着简单的分类模型。较小的 k 值对应较高的模型复杂度 (如图 4.3 左图所示), 而较大的 k 值对应较低的模型复杂度 (如图 4.3 右图所示), k 值为 1 时模型最复杂。

我们将脑电信号数据集分成训练集和测试集, 然后用不同的 k 值对训练集和测试集的分类性能进行评估, 分类准确率如图 4.4 所示。

由图 4.4 可以看出: k 值为 1 时, 训练集的准确率达到 100%, 测试集的准确率约为 90%; 随着 k 值增加, 模型复杂度下降, 训练集分类准确率开始下降; 在 k 值取 6 时, 测试集的分类准确率达到最高; 继续增加 k 值, 训练集与测试集的分类准确率均下降, 模型过于简单使得分类性能变差。

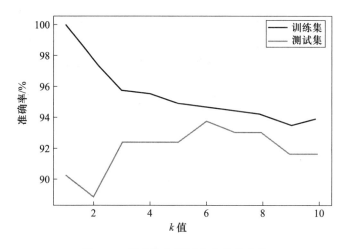

图 4.4　训练集与测试集分类准确率

4.2.7　k 近邻算法在脑电信号处理中的应用

根据文献, 王灿强等 [3] 通过在训练集上采用交叉验证的方法来确定 k 值, 进而使用确定后的 k 值来进行测试集的评价, 文章提出的基于异常值处理的随机森林和 KNN 算法具有较好的预测准确率, 随机森林的预测准确率达到 92.9%, KNN 算法的预测准确率达到 97.1%。杨姣姣等 [4] 用脑电信号检测方法辅助多动症儿童进行临床个体化诊断, 采用基于欧氏距离的 KNN 算法, StI 刺激模式下 KNN 算法的最高分类准确率为 89.29%。刘冲等 [5] 用基于多类任务的运动想象脑电信号的特点设计了基于多类任务模式的 KNN 算法, 针对多类任务分类过程中会出现不同类别的样本点数相等的情况, 通过判断距离的方法改进了分类器, 分类结果的平均最大 Kappa 系数分别达到了 0.55 和 0.59。

4.3　线性判别分析算法

4.3.1　线性判别分析算法简介

线性判别分析 (Linear Discriminant Analysis, LDA) [6] 算法是一种监督学习算法。广义的 LDA 是指所有的判别函数均为线性函数, 而比较经典的则是 Fisher 线性判别分析 (Fisher Linear Discriminant Analysis, FLDA) [7]。线性判别分析算法的思想是将两类样本点投影到一条直线上, 使得同类样本点的投影尽可能集中, 不同类样本点的投影中心尽可能远离, 对新的样本点分类时, 将其投影到同一条直线上, 根据投影点的位置来判别原样本点的类别。

LDA 算法示意图如图 4.5 所示, 假设有两类数据, 分别表示为灰色和黑色, 这些数据特征是二维的。我们希望将这些数据投影到一维直线上, 每类数据的投影点尽可能接近, 并且灰色和黑色投影中心之间的距离尽可能大。可以看出,

图 4.5(b) 的投影效果优于图 4.5(a), 图 4.5(b) 的灰色数据和黑色数据相对集中, 类别之间的距离明显, 而图 4.5(a) 的数据在边界处混合。在实际应用中, 待分类数据可能有多个类别且原始数据通常不止二维, 投影目标也通常不是直线, 而是低维超平面。

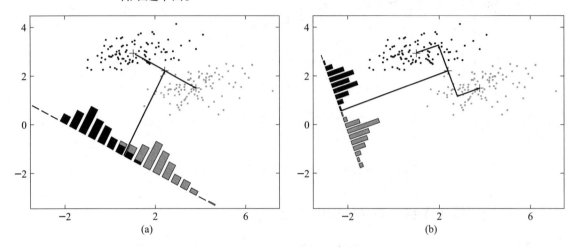

图 4.5   LDA 算法示意图

4.3.2   二分类线性判别分析原理

假设有数据集 $D = \{(\boldsymbol{x}_1, y_1), (\boldsymbol{x}_2, y_2), \cdots, (\boldsymbol{x}_m, y_m)\}$, 其中任意样本 $\boldsymbol{x}_i$ 为 n 维向量, $y_i \in \{0, 1\}$。定义 N_j $(j = 0, 1)$ 为第 j 类样本的个数, X_j $(j = 0, 1)$ 为第 j 类样本的集合, $\boldsymbol{\mu}_j$ $(j = 0, 1)$ 为第 j 类样本的均值向量, 定义 $\boldsymbol{\Sigma}_j$ $(j = 0, 1)$ 为第 j 类样本的协方差矩阵。

$\boldsymbol{\mu}_j$ 的表达式为

$$\boldsymbol{\mu}_j = \frac{1}{N_j} \sum_{\boldsymbol{x} \in X_j} \boldsymbol{x}, \quad j = 0, 1 \tag{4.3.1}$$

$\boldsymbol{\Sigma}_j$ 的表达式为

$$\boldsymbol{\Sigma}_j = \sum_{\boldsymbol{x} \in X_j} (\boldsymbol{x} - \boldsymbol{\mu}_j)(\boldsymbol{x} - \boldsymbol{\mu}_j)^{\mathrm{T}}, \quad j = 0, 1 \tag{4.3.2}$$

由于是二分类数据, 只需将样本投影到一条直线上即可。假设投影直线是向量 $\boldsymbol{\omega}$, 则对于任意一个样本 $\boldsymbol{x}_i$, 其在直线 $\boldsymbol{\omega}$ 上的投影为 $\boldsymbol{\omega}^{\mathrm{T}} \boldsymbol{x}_i$, 两个类别的中心点 $\boldsymbol{\mu}_0$、$\boldsymbol{\mu}_1$ 在直线 $\boldsymbol{\omega}$ 上的投影分别为 $\boldsymbol{\omega}^{\mathrm{T}} \boldsymbol{\mu}_0$ 和 $\boldsymbol{\omega}^{\mathrm{T}} \boldsymbol{\mu}_1$。由于 LDA 算法需要让不同类别样本中心点间的距离尽可能大, 也就是要最大化 $\|\boldsymbol{\omega}^{\mathrm{T}} \boldsymbol{\mu}_0 - \boldsymbol{\omega}^{\mathrm{T}} \boldsymbol{\mu}_1\|_2^2$, 同时我们希望同类样本的投影点尽可能接近, 也就是要同类样本投影点的协方差 $\boldsymbol{\omega}^{\mathrm{T}} \boldsymbol{\Sigma}_0 \boldsymbol{\omega}$ 和 $\boldsymbol{\omega}^{\mathrm{T}} \boldsymbol{\Sigma}_1 \boldsymbol{\omega}$ 尽可能小, 即最小化 $\boldsymbol{\omega}^{\mathrm{T}} \boldsymbol{\Sigma}_0 \boldsymbol{\omega} + \boldsymbol{\omega}^{\mathrm{T}} \boldsymbol{\Sigma}_1 \boldsymbol{\omega}$。可得, 优化目标为

$$\arg\max J(\boldsymbol{w}) = \frac{\|\boldsymbol{w}^{\mathrm{T}} \boldsymbol{\mu}_0 - \boldsymbol{w}^{\mathrm{T}} \boldsymbol{\mu}_1\|_2^2}{\boldsymbol{w}^{\mathrm{T}} \boldsymbol{\Sigma}_0 \boldsymbol{w} + \boldsymbol{w}^{\mathrm{T}} \boldsymbol{\Sigma}_1 \boldsymbol{w}} = \frac{\boldsymbol{w}^{\mathrm{T}} (\boldsymbol{\mu}_0 - \boldsymbol{\mu}_1)(\boldsymbol{\mu}_0 - \boldsymbol{\mu}_1)^{\mathrm{T}} \boldsymbol{w}}{\boldsymbol{w}^{\mathrm{T}} (\boldsymbol{\Sigma}_0 + \boldsymbol{\Sigma}_1) \boldsymbol{w}} \tag{4.3.3}$$

一般定义类内散度矩阵 $\boldsymbol{S_w}$ 为

$$\boldsymbol{S_w} = \boldsymbol{\Sigma}_0 + \boldsymbol{\Sigma}_1 = \sum_{\boldsymbol{x} \in X_0} (\boldsymbol{x} - \boldsymbol{\mu}_0)(\boldsymbol{x} - \boldsymbol{\mu}_0)^{\mathrm{T}} + \sum_{\boldsymbol{x} \in X_1} (\boldsymbol{x} - \boldsymbol{\mu}_1)(\boldsymbol{x} - \boldsymbol{\mu}_1)^{\mathrm{T}} \quad (4.3.4)$$

同时定义类间散度矩阵 $\boldsymbol{S}_b$ 为

$$\boldsymbol{S}_b = (\boldsymbol{\mu}_0 - \boldsymbol{\mu}_1)(\boldsymbol{\mu}_0 - \boldsymbol{\mu}_1)^{\mathrm{T}} \quad (4.3.5)$$

可将优化目标写为

$$\arg\max J(\boldsymbol{w}) = \frac{\boldsymbol{w}^{\mathrm{T}} \boldsymbol{S}_b \boldsymbol{w}}{\boldsymbol{w}^{\mathrm{T}} \boldsymbol{S}_w \boldsymbol{w}} \quad (4.3.6)$$

对于二分类样本, $\boldsymbol{S}_b \boldsymbol{w}$ 的方向恒平行于 $\boldsymbol{\mu}_0 - \boldsymbol{\mu}_1$, 不妨令 $\boldsymbol{S}_b \boldsymbol{w} = \lambda(\boldsymbol{\mu}_0 - \boldsymbol{\mu}_1)$, 将其代入 $(\boldsymbol{S}_w^{-1} \boldsymbol{S}_b)\boldsymbol{w} = \lambda \boldsymbol{w}$, 可以得到 $\boldsymbol{w} = \boldsymbol{S}_w^{-1}(\boldsymbol{\mu}_0 - \boldsymbol{\mu}_1)$, 也就是说, 只要求出原始二分类样本的均值和方差, 就可以确定最佳的投影方向 $\boldsymbol{w}$。

4.3.3 线性判别分析降维算法流程

输入: 数据集 $D = \{(\boldsymbol{x}_1, y_1), (\boldsymbol{x}_2, y_2), \cdots, (\boldsymbol{x}_m, y_m)\}$, 其中任意样本 $\boldsymbol{x}_i$ 为 n 维向量, $y_i \in \{C_1, C_2, \cdots, C_k\}$, 降维目标维度为 d。

输出: 降维后的样本集 D'。

(1) 计算类内散度矩阵 $\boldsymbol{S}_\omega$。

(2) 计算类间散度矩阵 $\boldsymbol{S}_b$。

(3) 计算矩阵 $\boldsymbol{S}_\omega^{-1} \boldsymbol{S}_b$。

(4) 计算 $\boldsymbol{S}_\omega^{-1} \boldsymbol{S}_b$ 最大的 d 个特征值和对应的 d 个特征向量 $(\boldsymbol{\omega}_1, \boldsymbol{\omega}_2, \cdots, \boldsymbol{\omega}_d)$, 得到投影矩阵 $\boldsymbol{W}$。

(5) 将样本集中的每一个样本特征 $\boldsymbol{x}_i$ 转化为新的样本 $\boldsymbol{z}_i = \boldsymbol{W}^{\mathrm{T}} \boldsymbol{x}_i$。

(6) 得到输出样本集 $D' = \{(\boldsymbol{z}_1, y_1), (\boldsymbol{z}_2, y_2), \cdots, (\boldsymbol{z}_m, y_m)\}$。

除了降维, LDA 算法还可以用于分类计算。LDA 算法应用于分类的一个常见基本思想是假设每个类别的样本数据符合高斯分布。在 LDA 算法投影之后, 可以使用最大似然估计来计算每个类别的投影数据的均值和方差, 然后可以获得该类别的高斯分布的概率密度函数。当新样本到达时, 可对其进行投影并将投影的样本特征代入每个类别的高斯概率密度函数中以计算其属于该类别的概率, 概率最大的类别即为预测类别。

4.3.4 线性判别分析算法的优缺点

LDA 算法既可以用来降维, 又可以用来分类, 但是目前来说, 主要还是用于降维。在进行图像识别相关的数据分析时, LDA 算法是一个有力的工具。下面总结 LDA 算法的优缺点。

LDA 算法的主要优点有:

(1) 在降维过程中可以使用类别的先验知识, 而像 PCA 算法一类的无监督学习无法使用类别先验知识。

(2) LDA 算法在样本分类信息依赖均值而不是方差的时候, 分类效果优于 PCA 之类的算法。

LDA 算法的主要缺点有:

(1) LDA 算法不适合对非高斯分布样本进行降维, PCA 算法同样存在这个问题。

(2) LDA 算法应用于降维, 最多降到类别数 $k-1$ 的维数, 如果我们降维的维度大于 $k-1$, 则不能使用 LDA 算法。当然目前有一些 LDA 算法的进化版可以避免这个问题。

(3) LDA 算法在样本分类信息依赖方差而不是均值的时候, 降维效果不好。

(4) LDA 算法可能过度拟合数据。

4.3.5 线性判别分析在脑电信号上的分类仿真

利用 LDA 算法对睁眼与闭眼时的单通道脑电信号进行二分类: 将高维的脑电信号样本投影到最佳鉴别向量空间, 以达到抽取分类信息和降维的目的, 投影后保证样本在新的子空间有最大的类间距离和最小的类内距离, 即在该空间中有最佳的可分离性。仿真结果如图 4.6 所示, 其中灰色点为闭眼脑电信号, 黑色点为睁眼脑电信号。

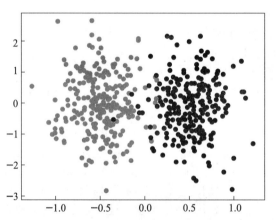

图 4.6　LDA 对睁眼脑电信号与闭眼脑电信号进行二分类

4.3.6 线性判别分析在脑电信号处理中的应用

根据文献研究成果, 李嘉莹等 [8] 针对左右脚的运动想象脑电信号进行分类研究, 使用滤波器组共空间模式进行特征提取, 之后采用 LDA 算法与 KNN 算法相结合的方法实现分类识别。实验结果表明, 组合算法在两种条件下得到的平均分类准确率分别为 67.5% 和 84.6%。郭柳君等 [9] 对采集的脑电信号进行了有效的目标字符解码, 提出了一种基于深度线性判别分析算法的脑电信号分类识别算法, 在两级脑电信号的分类识别中, 平均分类准确率分别为 61.7% 和 74.0%, 明显高于对比算法的准确率。张宇等人 [10] 提出了一种基于离散粒子群优化的算法, 利用贝叶斯线性判别分析对 P300 进行分类, 比较了最优电极组合和其他电极组合下的分类结果, 表明了离散粒子群优化算法对采集脑电信号最优电极组合选择的有效性。

4.4 支持向量机

4.4.1 支持向量机简介

统计学习理论创立于在 20 世纪 60 年代, 由该理论所引出的支持向量机对机器学习在理论界以及各个应用领域都有极大的贡献。统计学习理论是针对样本有限的情况下机器学习规律的理论, 与传统统计学理论相比有更好的实用性。统计学习理论在经验风险的基础上发展而来, 研究的问题包括概率测度估计与学习问题、经验风险最小化原则一致性的条件及指示损失函数风险的界等问题。

支持向量机是一种二分类模型, 基于统计学习理论中 VC 维理论和结构风险最小化原理。为了把二维至多维空间中两类样本分开, 我们要找到一个超平面, SVM 想要的就是找到各类样本点到超平面的最远距离, 也就是找到最大间隔超平面即最优超平面[11]。SVM 有严格的理论支撑, 不依赖于统计方法, 可解释性强, 最终决策函数由少量支持向量决定, 采用核技巧后适合于非线性和高维的模式识别。但 SVM 计算复杂度高, 只适用于小样本任务。

4.4.2 最优分类超平面

SVM 的基本模型是定义在特征空间上的间隔最大的线性分类器, SVM 的学习策略就是间隔最大化。所谓最优分类超平面, 就是要求超平面能将二分类样本准确地区分开, 同时要满足最靠近分类平面的两类样本点到分类平面距离最大, 这个距离值叫作分类间隔。前者是为了保证经验风险值最小, 后者是为了抵抗噪声干扰增大泛化能力, 从而实现最优分类。

如图 4.7 所示, 代表两类不同样本的实心圆和空心圆被实线 $\boldsymbol{wx} + b = 0$ 分

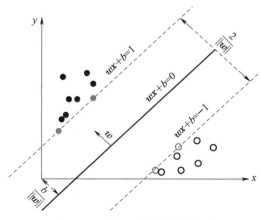

图 4.7 最优分类超平面示意图

开, 不难看出二维空间内分类效果最好的实线即最优超平面, 直线 $\boldsymbol{wx} + b = 1$ 与 $\boldsymbol{wx} + b = -1$ 是穿过两类样本中距离实线最近的点, 并平行于实线的线。也就是作为最优超平面 $\boldsymbol{wx} + b = 0$ 不仅要将两类样本分开, 还要保证 $\boldsymbol{wx} + b = 1$ 与 $\boldsymbol{wx} + b = -1$ 之间的距离最大。在这两条直线上的样本点被称为支持向量。

4.4.3 线性支持向量机

设 $\{(\boldsymbol{x}_1, y_1), (\boldsymbol{x}_2, y_2), \cdots, (\boldsymbol{x}_n, y_n)\}$, $\boldsymbol{x}_i \in R^N$, $y_i \in \{-1, 1\}$, $i = 1, 2, \cdots, n$ 是待分类样本集, $\boldsymbol{x}_i$ 是样本, y_i 是样本 $\boldsymbol{x}_i$ 对应的类别标号, 想要构建一个函数来将样本集里的二分类样本正确分类。假设该样本集中的所有向量可被最优超平面 $< \boldsymbol{w}, \boldsymbol{x} > + b = 0$ 线性划分, 则满足

$$y_i[< \boldsymbol{w}, \boldsymbol{x}_i > + b] \geqslant 1, \quad i = 1, 2, \cdots, n \tag{4.4.1}$$

分类间隔为 $\dfrac{2}{\|\boldsymbol{w}\|}$, 分类间隔最大等价于 $\|\boldsymbol{w}\|^2$ 最小。所以问题就转换为在满足式 (4.4.1) 的情况下, 最小化 $\dfrac{\|\boldsymbol{w}\|^2}{2}$ 的问题。用 Lagrange 乘子解决这个约束最优问题就是最小化

$$L_p = \frac{1}{2}\|\boldsymbol{w}\|^2 - \sum_{i=1}^{n} \alpha_i[y_i(< \boldsymbol{w}, \boldsymbol{x}_i > + b) - 1] \tag{4.4.2}$$

进一步转换为其对偶问题求解:

$$\boldsymbol{w} = \sum_{i=1}^{n} \alpha_i y_i \boldsymbol{x}_i \tag{4.4.3}$$

即在约束条件 $\sum_{i=1}^{n} \alpha_i y_i = 0$ 和 $\alpha_i \geqslant 0$ 下最大化目标函数

$$L_D = \sum_{i=1}^{n} \alpha_i - \frac{1}{2} \sum_{i=1}^{n} \sum_{j=1}^{n} \alpha_i \alpha_j y_i y_j < \boldsymbol{x}_i, \boldsymbol{x}_j > \tag{4.4.4}$$

在不等式的限制条件下, 二次函数存在最优解也是唯一解。支持向量即为 α_i 不为 0 时的解对应的向量。最终解得的最佳分类函数为

$$f(x) = \text{sgn}(< \boldsymbol{w}, \boldsymbol{x} > + b) = \text{sgn}\left(\sum_{i=1}^{n} \alpha_i y_i < \boldsymbol{x}_i, \boldsymbol{x} > + b\right) \tag{4.4.5}$$

4.4.4 非线性支持向量机与核函数

对于非线性的情况, SVM 利用一个非线性函数把样本由低维空间映射到高维空间, 使得在低维空间中线性不可分的问题转化为在高维空间中的线性可分问题, 然后在高维空间中, 按照线性分类的方法找到最优分类平面, 再映射回原空间。

设非线性映射函数为 $\varphi(x)$, 低维线性不可分样本 $x_1, x_2, \cdots, x_n$ 经过映射后变为高维线性可分样本 $\varphi_1(x), \varphi_2(x), \cdots, \varphi_n(x)$, 此时判别函数为

$$f(x) = \sum_{i=1}^{n} <w, \varphi_i(x)> + b \tag{4.4.6}$$

转换为其对偶函数

$$f(x) = \text{sgn}(<w, \varphi_i(x)> + b)$$
$$= \text{sgn}\left(\sum_{i=1}^{n} \alpha_i y_i <\varphi_i(x), \varphi(x)> + b\right) \tag{4.4.7}$$

该内积运算可以用原空间中的函数实现, 甚至无须知道映射函数 $\varphi(x)$ 的形式。根据泛函分析理论, 只要找到一个函数 $K(x_i, x) = <\varphi_i(x), \varphi(x)>$ 满足 Mercer 条件, 它就对应某一变换空间的内积, 这样的函数称为核函数。把样本空间中线性不可分的样本转化成特征空间线性可分的训练样本, 是核函数的基本作用。满足 Mercer 定理的函数都可以用作核函数, 核函数的选择也是 SVM 的关键所在。常用的核函数有如下几种:

(1) 线性核函数 (Linear Kernel Function)

$$K(x_i, x_j) = x_i x_j \tag{4.4.8}$$

在这种情况下得到的模型是样本空间中的超平面。

(2) 多项式核函数 (Polynomial Kernel Function)

$$K(x_i, x_j) = [\gamma(x_i x_j) + c]^d \tag{4.4.9}$$

式中, γ, d, c 均为参数, $d = 1, 2, \cdots, n$ 是多项式的阶次; $c \geqslant 0$, 当 $c > 0$ 时为非齐次多项式核, 当 $c = 0$ 时为齐次多项式核。

(3) 径向基函数核 (Radial Basis Function Kernel, RBF Kernel) 又称高斯核, 其表达式为

$$K(x_i, x_j) = \exp\left(-\frac{|x_i - x_j|^2}{\sigma^2}\right) \tag{4.4.10}$$

式中, σ 为径向基半径。

(4) Sigmoid 核函数 (Sigmoid Kernel Function)

$$K(x_i, x_j) = \tanh[\gamma(x_i x_j) + c] \tag{4.4.11}$$

式中, γ 为参数。Sigmoid 虽然不是正定核, 但在某些场合却十分有效。

4.4.5 支持向量机的优缺点

支持向量机有以下几项优点:

(1) SVM 能够有效解决小样本情况下的机器学习问题。由于 SVM 在训练过程中寻找一个最优决策边界, 而不是像神经网络那样需要大量的样本来对权

值进行调整, 所以即使样本数量很少, SVM 仍然有较好的表现。

(2) SVM 可以解决高维问题。SVM 是基于几何学的, 它寻找的是一个最优决策边界, 而不是依赖于特征空间的每一个维度。这样, 即使特征数量很多, SVM 仍然有较好的表现。

(3) SVM 可以通过使用核函数来解决非线性问题。核函数可以将数据从低维空间映射到高维空间, 使得原来不能线性分类的数据在高维空间中可以线性分类。

(4) SVM 对缺失数据不太敏感。这是因为 SVM 在训练过程中不依赖于所有的数据点, 只依赖于支持向量, 所以即使有部分数据点缺失, SVM 的表现仍然较好。

支持向量机有以下几项缺点:

(1) SVM 通过使用核函数来解决非线性问题, 但是有时很难找到一个合适的核函数。找到一个合适的核函数需要对数据进行观察并进行反复尝试, 这个过程需要大量的时间和经验。

(2) 当不同类别的数据数量不平衡时, SVM 表现不佳。如果某一类的数据非常多, 而另一类的数据非常少, SVM 可能会忽略数据少的类别的信息, 导致模型的表现变差。

(3) 对于非线性决策边界, SVM 的决策边界是不平滑的, 这对于一些任务来说是不可接受的。

4.4.6 支持向量机在脑电信号上的分类仿真

一个包含两类特征的单通道运动想象脑电信号数据集如图 4.8 所示。

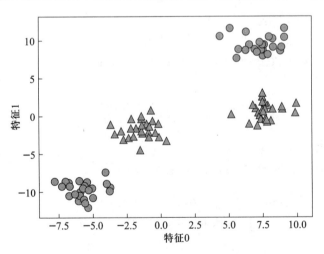

图 4.8   待分类二维单通道运动想象脑电信号数据集

这个二分类脑电信号数据集, 其类别并不是线性可分的。用于分类的线性 SVM 只能用一条直线 (决策边界) 来划分数据点, 如图 4.9 所示, 无法给出较好的结果。

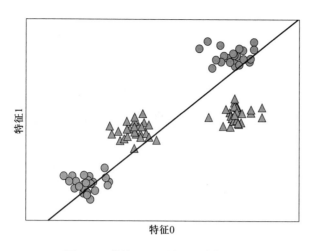

图 4.9　线性 SVM 给出的决策边界

　　一种方法可以让线性模型更加灵活, 就是添加更多的特征。我们对输入特征进行扩展, 即添加一个合适的新特征。现在我们将每个数据点表示为三维点 (特征 0, 特征 1, 特征 2), 而不是二维点 (特征 0, 特征 1)。这个新的表示可以画成图 4.10 中的三维散点图。

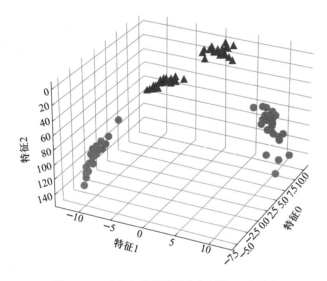

图 4.10　对脑电信号数据集拓展第 3 个特征

　　在数据的新表示中, 可以用线性模型 (三维空间中的平面) 将这两个类别分开。我们可以用线性模型拟合扩展后的数据来验证这一点, 线性 SVM 对拓展后的三维脑电信号数据集给出的决策边界如图 4.11 所示。

　　对于拓展后的三维脑电信号, SVM 给出了良好的决策边界, 如果将线性 SVM 模型看作原始特征的函数, 那么它实际上已经不是线性的了, 决策边界不是一条直线, 而是一个椭圆, 如图 4.12 所示。

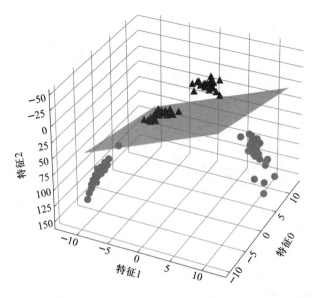

图 4.11　线性 SVM 对拓展后的三维脑电信号数据集给出的决策边界

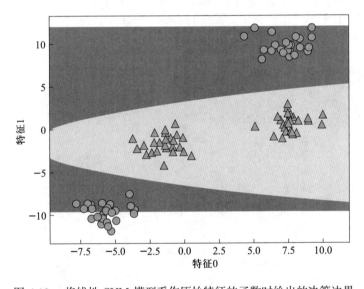

图 4.12　将线性 SVM 模型看作原始特征的函数时给出的决策边界

4.4.7　支持向量机在脑电信号处理中的应用

　　张涛等[12] 提出先使用频率切片小波变换分离出 5 个不同频段的节律信号，再分别计算每个节律信号的近似熵和相邻节律的波动指数，最后使用遗传算法优化的支持向量机进行分类，对正常、癫痫发作间期和癫痫发作期 3 种脑电信号分类准确率均超过 98.3%。李幼军等[13] 找到了一种综合分析方法，提高对脑电信号情感多分类识别的分类精确度，采用 "一对一" 的高斯核函数支持向量机对脑电信号的特征进行多分类分析，实验结果表明高斯核函数支持向量机的最高分类准确率达到 90.9%, 平均分类准确率达到 68.3%。王艳景等 [14] 针对脑电信号非平稳性且非线性的特点, 提出了一种将小波包熵和支持向量机相结合的脑电信号识别方法对脑电信号进行分类, 实验结果表明想象左右手运动脑电信号识别精确度达到 90.0%。此外, SVM 在文本和自然语言处理、医学诊断、图像识别、机器人控制等许多领域都有应用。

4.5 朴素贝叶斯算法

4.5.1 朴素贝叶斯算法简介

朴素贝叶斯算法 [15] 基于条件独立性假设, 即假定给定目标对象的各个属性之间相互独立、互不影响。该算法通过先计算目标对象的先验概率, 再利用贝叶斯定理计算出其后验概率, 即该对象属于某类的概率, 最后比较后验概率的大小进行决策分类。常用的模型包括多变量伯努利模型、多项式模型和高斯模型, 在实际应用中需要根据数据的分布来确定具体使用的模型。

朴素贝叶斯算法具体描述如下, 设有样本数据集 D, 其中任意一个样本数据 X 的属性集为 $X = \{x_1, x_2, \cdots, x_d\}$, 类别变量为 $Y = \{y_1, y_2, \cdots, y_n\}$, 即数据集 D 中的每个样本有 d 个属性, 且该数据集可以分成 n 个类别。将 X 和 Y 视为随机变量, 则称 $P(Y|X)$ 为 Y 的后验概率, 也就是贝叶斯模型需要求解的目标; $P(X|Y)$ 为条件概率, 通常通过已知数据的统计计算得出; $P(Y)$ 为 Y 的先验概率; $P(X)$ 为 X 的先验概率。由贝叶斯定理可知, 后验概率 $P(Y|X)$ 可以由条件概率 $P(X|Y)$、先验概率 $P(X)$ 和 $P(Y)$ 表示:

$$P(Y|X) = \frac{P(X|Y)P(Y)}{P(X)} \tag{4.5.1}$$

朴素贝叶斯的基本思想可描述为: 对数据集中的任意一个样本 X, 计算该样本 X 出现时, 取类别 y_i $(i = 1, 2, \cdots, n)$ 的概率 $P(y_i|X)$, 使概率 $P(y_i|X)$ 取最大值的类别 y_i 就是朴素贝叶斯分类的结果。该过程数学化表示如下:

$$P(y_i|X) = \max\{P(y_1|X), P(y_2|X), \cdots, P(y_n|X)\}, \quad X \in y_i \tag{4.5.2}$$

由于数据集共有 n 个类别, 所以只需计算出 n 个 $P(y_i|X)$, 再找出其中的最大值, 就能得到分类结果。根据式 (4.5.1), 任意一个概率 $P(y_i|X)$ 可以表示为

$$P(y_i|X) = \frac{P(X|y_i)P(y_i)}{P(X)} \tag{4.5.3}$$

对于一个已知的数据集, 任意样本 X 出现的概率是一个常数, 对 $P(y_i|X)$ 的相对大小没有影响, 所以实际计算时仅需考虑分子也就是 $P(X|y_i)P(y_i)$ 的计算即可。朴素贝叶斯的基本假设是样本的各个属性 (即各个特征) 之间是相互独立的, 这也是该算法被称为 "朴素" 贝叶斯的原因。在这一基本假设下, 分子上的条件概率 $P(X|y_i)$ 可以用如下公式表示:

$$P(X|y_i) = P(x_1|y_i)P(x_2|y_i)\cdots P(x_d|y_i)$$

$$= \prod_{j=1}^{d} P(x_j|y_i) \qquad (4.5.4)$$

式中, $x_1, x_2, \cdots, x_d$ 为样本 X 的属性。而分子的另一部分 $P(y_i)$ 就是数据集中类别为 i 的样本在全体样本中的占比。由此, 根据一个已知的数据集, 就能完成后验概率 $P(y_i|X)$ 的计算, 最后根据式 (4.5.2) 即可得到分类结果。

4.5.2 朴素贝叶斯算法在脑电信号上的分类仿真

朴素贝叶斯算法在脑电信号处理与脑机接口技术中得到了广泛的应用, 本节举例展示朴素贝叶斯算法对脑电信号的分类性能。德国波恩大学癫痫数据集由 5 位健康受试者和 5 位癫痫患者的单通道脑电信号构成, 分成 Z、O、N、F 和 S 共 5 个子数据集, 其中子数据集 Z 和 O 分别为健康受试者在睁眼和闭眼状态下的头皮脑电信号, 子数据集 N 为癫痫患者发作间期海马体结构处的颅内脑电信号, 子数据集 F 和 S 则分别为癫痫患者发作间期和发作期病灶处的颅内脑电信号。每个子数据集均包含 100 段单通道脑电信号, 每段时长为 23.6 s, 采样频率为 173.61 Hz。从理论上说, 如果能对健康受试者和癫痫患者发作期的脑电信号做出准确的分类识别, 就能通过脑电信号实现对癫痫的诊断。

本例选取该数据集中的子数据集 Z 和子数据集 S 为处理对象, 用以实现对健康受试者脑电信号和癫痫患者发作期脑电信号的分类识别。子数据集 Z 和子数据集 S 中各含 100 段脑电信号, 即健康受试者睁眼状态和癫痫患者发作状态各 100 个样本。两个子数据集的信号先通过截止频率为 30 Hz 的低通滤波器滤除高频噪声, 再计算每段脑电信号的模糊熵和赫斯特指数作为特征, 将特征输入朴素贝叶斯分类器进行分类识别。图 4.13 为数据分布散点图, 其中横坐标代表每个样本模糊熵的取值, 纵坐标代表每个样本赫斯特指数的取值, 反映了两类脑

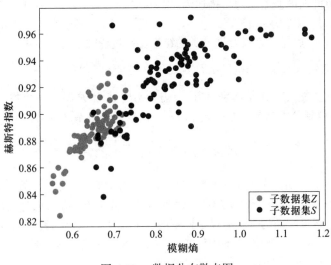

图 4.13　数据分布散点图

电信号特征提取后在二维空间中的分布。可以看出两类脑电信号特征没有出现严重的重合，朴素贝叶斯算法能在该数据集上取得良好的分类效果。

图 4.14 为两个特征的概率密度分布，考虑到两个特征的分布均与一维高斯分布比较接近，所以选取高斯朴素贝叶斯作为分类器。将 70% 的数据作为训练集，30% 的数据作为测试集，高斯朴素贝叶斯在该数据集上获得的准确率为 93.33%，精确度为 96.29%，召回率为 89.65%，F_1 分数 (F_1-score) 为 92.86%。高斯朴素贝叶斯分类 ROC 曲线如图 4.15 所示，实验结果表明高斯朴素贝叶斯模型的分类效果良好。

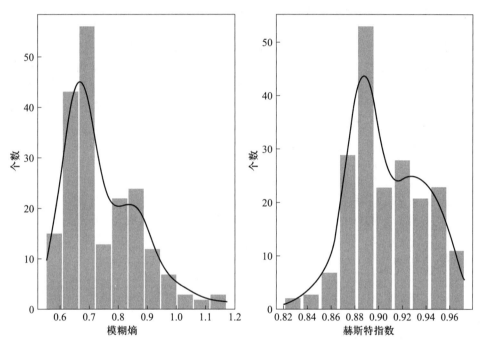

图 4.14　两个特征的概率密度分布

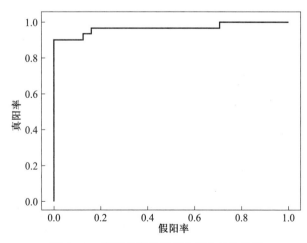

图 4.15　高斯朴素贝叶斯分类 ROC 曲线

朴素贝叶斯算法运行速度快, 分类效果良好, 初次训练之后得到的结果就很接近该算法的极限, 将其应用在脑电信号的模糊熵和赫斯特指数分类时, 可以得到一个效果良好的模型。但若追求更高的准确率, 则需采用其他学习能力更强的算法。

4.5.3 朴素贝叶斯算法在脑电信号处理中的应用

Wang 等[16] 提出了一种基于最优分配系统和朴素贝叶斯算法的心理状态检测方法。引入最优分配, 从大量基于运动想象 (MI) 的脑电信号中发现变异性最小的有效样本, 并对提取的样本特征采用朴素贝叶斯分类器来区分 MI 脑电信号。通过对两个公共基准数据集分类识别, 实验结果表明该方法精确度提高了 $0.64\% \sim 20.90\%$。Sharmila 等[17] 提出了一个从健康受试者和癫痫患者脑电信号中检测癫痫发作的框架。该框架基于线性和非线性分类器对脑电信号的离散小波变换进行分类。使用朴素贝叶斯和 KNN 分类器研究了 14 种不同组合的两类癫痫检测的性能以获得离散小波变换的统计特征, 结果显示朴素贝叶斯分类器的性能更好; 且根据德国波恩大学提供的癫痫脑电信号, 得出的单个和组合统计特征的准确率均达到 100%。研究表明, 朴素贝叶斯分类器的计算时间较短, 可以提供更好的精确度。Oktavia 等[18] 通过研究脑电信号的时域特征来识别情绪, 从 α 和 β 频段提取均值、标准差和峰值数等时域特征。将特征集输入朴素贝叶斯学习分类器中。结果表明, 均值特征对分类的贡献最大。朴素贝叶斯分类器的最高分类结果为 66.0%, 在拆分测试选项中达到了 87.5% 的情绪识别准确率。Mawalid 等[19] 对 9 名健康受试者 (7 名男性和 2 名女性) 在玩 3D 视频游戏时的脑电信号进行测量, 通过提取时域特征和功率百分比来识别晕屏症。使用 KNN 和朴素贝叶斯分类器进行特征选择以提高晕屏症识别的性能。结果表明组合使用 3 种特征 (即变异系数、标准差和峰值数) 是晕屏症识别的最佳特征, 使用朴素贝叶斯分类器的准确率为 83.8%, 与使用 5 种特征提取结果相比可以提高 6.0% 的精确度。Rakshit 等[20] 通过朴素贝叶斯算法直接从脑电信号中对左右腿运动进行分类。所提算法在 12 名健康受试者身上实现了 78.3% 的平均准确率。该算法考虑了脑电信号的频域和空间域 (时间位置) 特征, 不牺牲准确性且执行时间非常短, 可实时应用。实验结果表明, 在识别左右腿运动方面, 具有均匀先验概率的朴素贝叶斯分类器比标准朴素贝叶斯分类器效果好。

4.6 深度学习

4.6.1 深度学习简介

深度学习 (Deep Learning, DL) 是机器学习领域最热门的研究方向之一, 主要通过神经网络来解决各类问题。深度学习尝试使用多层神经网络来分析和挖掘数据中蕴含的规律, 使其能够执行分类、回归、聚类等任务或产生新的数据。

目前, 神经网络模型已经在图像识别、自然语言处理和语音识别等领域得到了广泛应用并已取得丰硕的成果。

深度学习中的 "深度" 实际上是指神经网络是由多个 "层" 连接而成的, 而每层中又包含若干个神经元, 每层的神经元之间相互连接, 形成完整的神经网络。神经元之间通过一系列权重连接, 这些权重并不是人工确定的, 而是神经网络从已知数据中 "学习" 到的 [21], 这就是神经网络的训练过程。对于一个训练好的神经网络, 利用神经网络中层与层、神经元与神经元之间连接的结构以及神经网络学习到的权重对输入数据进行计算, 神经网络就能给出其输出值, 该输出值可能是分类问题中的分类概率, 也可能是回归问题中的某种预测值。

与传统机器学习方法相比, 深度学习方法最重要的特性之一就是它可以自动学习数据中包含的特征和规律, 从而避免了对数据进行耗时的特征工程上的处理 [22]。神经网络在数据中挖掘到的规律保存在每层的权重中, 而所谓的 "自动学习" 则是指其各层上的权重可以通过损失函数的迭代优化得到, 而不需要手动计算。具体而言, 神经网络损失函数的自变量就是各层权重, 损失函数的迭代优化就是利用已知数据找到损失函数的最小值, 从而找出能令损失函数取最小值的最优权重。

实际上, 神经网络模型的结构正是模仿了人类在不同场景中观察事物并提取信息的这一过程。人类通过眼球接收外界环境的信息, 大脑处理这些信息并转换为对事物的判断, 如眼前的物体中哪些是动物、植物、电子产品或文具等。神经网络通过输入层接收数据就类似于人类的眼球接收外界信息, 通过隐藏层对数据进行计算就类似于人类大脑处理信息, 通过输出层给出数据对应的输出就类似于人类大脑给出对事物的判断。可以说, 神经网络模仿了人类大脑的工作方式, 这也是其特点之一 [23]。

4.6.2　人工神经网络

人工神经网络 (Artificial Neural Network, ANN) 可简称为神经网络或连接模型, 是对人类大脑或自然神经网络若干基本特性的抽象和模拟。人工神经网络以对人类大脑的生理研究成果为基础, 通过模拟人类大脑的某些机理与机制, 实现某个方面的功能。人工神经网络的研究, 可以追溯到 1957 年 Rosenblatt 提出的感知器模型。人工神经网络几乎与人工智能 (Artificial Intelligence, AI) 同时起步, 但中间经历了一段长时间的萧条。直到 20 世纪 80 年代, 关于人工神经网络切实可行的算法被提出, 人们重新对人工神经网络产生兴趣, 人工神经网络开始复兴 [24]。目前在人工神经网络研究方法上已形成多个流派, 最富有成果的研究工作包括: 多层网络反向传播算法、Hopfield 网络模型、自适应共振理论及自组织特征映射网络等。人工神经网络是在现代神经科学的基础上提出来的, 希望能反映人类大脑功能的基本特征, 但目前只是它的某种抽象和模拟。人工神经网络可对人脑进行抽象和模拟, 可反映人类大脑的主要构造特点。如今, 人工神经网络已成功应用于脑电信号分析中。

由于人体和疾病的复杂性、不可预测性, 在生物信号与信息的表现形式与变化规律 (自身变化与医学干预后变化) 上, 对其进行检测与信号表达, 获取数据及信息的分析、决策等诸多方面都存在非常复杂的非线性关联, 适合人工神经网络的应用。目前人工神经网络的研究几乎涉及从基础医学到临床医学的各个方面, 主要应用在生物信号的检测与自动分析、医学专家系统等。

大部分医学检测设备都是以连续波形的方式输出数据的, 这些波形是诊断的依据。人工神经网络可以用来解决生物医学信号分析处理中常规方法难以解决或无法解决的问题。神经网络在生物医学信号检测与处理中的应用主要集中在对脑电信号的分析、听觉诱发电位信号的提取、肌电和胃肠电等信号的识别、心电信号的压缩及医学图像的识别和处理等方面。

传统的专家系统, 是将专家的经验和知识以规则的形式存储在计算机中, 建立知识库, 用逻辑推理的方式进行医疗诊断。但在实际应用中, 数据库规模的增大将导致知识 "爆炸", 知识获取途径也存在瓶颈问题, 致使工作效率很低。以非线性并行处理为基础的人工神经网络为专家系统的研究指出了新的方向, 解决了专家系统存在的上述问题, 并提高了知识的推理、自组织、自学习能力, 神经网络在医学专家系统中得到了广泛的应用和发展。在麻醉与危重医学等相关领域的研究中, 涉及多生理变量的分析与预测, 在临床数据中存在一些尚未发现或无确切证据的关系与现象, 其中信号处理、干扰信号的自动区分检测以及各种临床状况的预测等, 都可以应用人工神经网络技术。

2002 年, 刘书朋等 [25] 利用人工神经网络对癫痫脑电信号进行检测, 发现该方法可以较好地识别癫痫脑电信号, 可以获得较高的准确率和召回率。2005 年, 郝冬梅等 [26] 利用 GMDH 神经网络分析了不同的思维想象信号, 并通过改进的训练算法防止了过拟合现象的出现。

4.6.3 卷积神经网络

在众多人工神经网络模型中, 卷积神经网络 (Convolutional Neural Network, CNN) 是应用最广泛的模型之一。典型的卷积神经网络由卷积层、池化层以及全连接层 3 个部分组成 [27]。下面简要介绍这 3 个部分。

卷积层是 CNN 中最基本也是最重要的层, 其主要功能是通过卷积运算不断从数据中提取特征。具体而言, 每个卷积层上都有一个卷积核, 卷积核上的数字就是该卷积层的权重, 对于任意图像数据, 卷积核按从左到右、从上到下的顺序对图像进行 "扫描", 每移动一次, 卷积核就与图像对应位置上的像素进行 "点积" 运算, 也就是对应位上的数字相乘后再求和。卷积核将整张图像扫描完毕后, 就得到了一次卷积运算生成的结果, 该结果被称为 "特征图"。为了尽可能全面地提取图像中的特征, 常见的做法是对一张图像使用多个尺寸相同但权重不同的卷积核进行多次卷积运算, 多次提取特征。

池化层则用于降低特征图的尺寸, 同时降低神经网络中需要的参数数量, 具有降低计算量、加快计算速度、防止过拟合的作用。CNN 中常见的池化方式为平均池化和最大池化。具体而言, 每个池化层都有一个池化核, 池化核同样按照从左到右、从上到下的顺序扫描特征图。如果采用平均池化, 则取池化核对应区域像素的平均值为计算结果; 如果采用最大池化, 则取池化核对应区域像素的最大值为计算结果。

全连接层也是卷积神经网络的重要组成部分，它接收卷积层和池化层的计算结果，将二维的数据"展平"成一维数据，这样的一维数据被送至输出层的激活函数中，获取神经网络的输出结果。

1998 年，LeCun 等 [28] 提出了名为 LeNet-5 的神经网络模型，该模型最初用于手写体字符的识别任务中，是经典的神经网络模型之一。LeNet-5 模型的网络结构如图 4.16 所示。

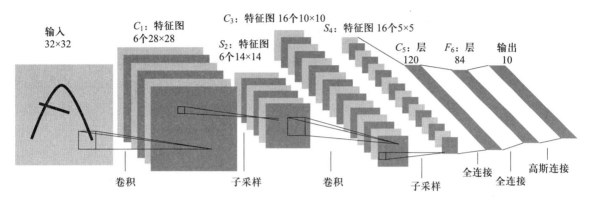

图 4.16　LeNet-5 模型的网络结构 [18]

由图 4.16 可知，LeNet-5 模型由 7 层组成，其中 C_1、C_3 以及 C_5 为卷积层；S_2 和 S_4 为降采样层，也就是池化层；F_6 为全连接层；输出层则为高斯连接层。卷积层 C_1 包含 6 个卷积核，卷积核的尺寸为 5×5，移动步长为 1，不进行零填充，输出 6 个尺寸为 28×28 的特征图；S_2 为最大池化层，池化核大小为 2×2，步长为 2，输出 6 个 14×14 的特征图；卷积层 C_3 由 16 个尺寸为 5×5 的卷积核组成，同样步长为 1，无零填充，输出 16 个尺寸为 10×10 的特征图；紧跟其后的是最大池化层 S_4，池化核尺寸为 2×2，步长为 2，输出 16 个 5×5 的特征图；卷积层 C_5 有 120 个卷积核，尺寸为 5×5，步长为 1，同样没有零填充，输出 120 个尺寸为 1×1 的特征图；然后将这 120 个特征图"展平"成一维向量，输入全连接层 F_6，F_6 包含 84 个神经元，使用 Sigmoid 激活函数；最后，输出层使用 Softmax 函数的高斯连接层，共包含 10 个神经元，输出结果为某个样本分到每个类别的概率。

LeNet-5 模型的出现使卷积神经网络得到了广泛关注，但在 LeNet-5 模型被提出后的一段时间内，神经网络并没有像其他新兴技术一样立刻得到快速发展。直到 2012 年 Krizhevsky 等 [29] 提出了 AlexNet 模型，卷积神经网络才开始飞速进步。此后，从 Simonyan 等 [30] 提出的 VGG 模型，到 Szegedy 等 [31] 提出的 GoogLeNet 模型，再到何恺明等 [32] 提出的 ResNet 模型，卷积神经网络的学习能力越来越强，其应用领域也越来越多。

随着卷积神经网络在图像识别领域取得巨大的成功，各界学者开始将卷积神经网络这一技术应用到其他领域。在脑电信号处理方面，卷积神经网络常被用于不同种类脑电信号的识别预测。需要注意的是，卷积神经网络最初是针对图像分类任务设计的，故其要求输入信号是二维信号，但时域脑电信号是一维信号，因此在使用 CNN 之前，需要对脑电信号进行适当的处理。常见的处理方法有：利用短时傅里叶变换或小波变换将时域脑电信号转换到时频域，得到时间和频率两个维度的二维信号；或是将原始脑电信号分成若干小段，计算每段信号的多种特征，形成行代表数据段而列代表特征的二维数组形式。

4.6.4　卷积神经网络在脑电信号上的分类仿真

AlexNet 模型和 VGG11 模型是卷积神经网络中的经典模型，在计算机视觉领域已经获得了成功，近年来也在脑电信号处理领域被广泛运用。本节展示使用 AlexNet 模型和 VGG11 模型这两种神经网络模型对脑电信号进行处理。

AlexNet 模型的网络结构由卷积层、池化层以及全连接层组成。其中，激活函数使用 ReLU 函数，以确保输出特征的值在合理范围之内，同时能防止梯度消失，并在一定程度上解决梯度爆炸问题；池化层采用的是最大池化，以保留特征图中最显著的特征，同时池化步长小于池化核大小，这使得池化有重叠部分；全连接层中采用 Dropout 方法，失活比例设置为 0.5，随机失活一些神经元能够有效抑制神经网络过拟合。此外，在卷积层和激活函数之间加入了批量归一化层，让数据分布更均匀，加快迭代速度。此外，在保证识别率不受较大影响的情况下，将每一层的卷积核个数减半，以减小运算量，加快运算速度。AlexNet 模型的网络结构如图 4.17 所示。

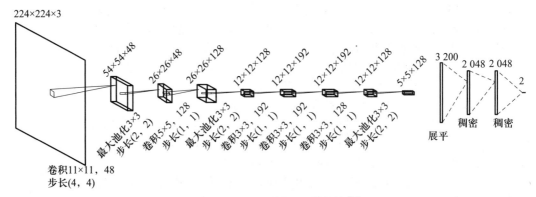

图 4.17　AlexNet 模型网络结构[33]

AlexNet 模型通过构造多层卷积网络，取得了很好的效果。但其卷积核数目较少，首个卷积核尺寸过大，不能提取到更加精细的特征。针对这个问题，VGG 模型采用 3×3 卷积核堆叠的方式达到大卷积核的效果，保持相同感受野的同时包含的参数更少，运算速度更快。VGG 模型同样由卷积层、最大池化层以及全连接层组成，所有隐藏层的激活函数都采用 ReLU 函数，输出层使用 Softmax 函数。该架构通过一系列 3×3 的小尺寸卷积核和最大池化层构造深度卷积神经网络，取得了较好的效果。此外，为了加快模型训练速度，在 VGG11 模型的基础上，根据输入数据集的实际情况，将全连接层网络节点个数减少一半，在对准确率没有太大影响的基础上，减少了参数数量，加快了模型训练的速度。VGG11 模型的网络结构如图 4.18 所示。

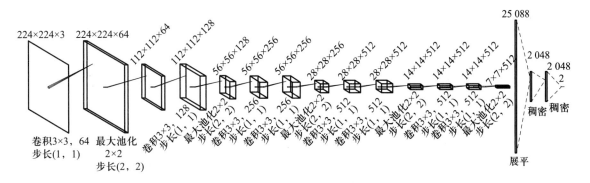

图 4.18   VGG11 模型网络结构[33]

本节将采用以上两种神经网络对注意力脑电信号进行识别分类。使用的脑电信号数据分成两部分: 第一部分为非注意状态下的脑电信号, 采集自受试者平静时; 第二部分为注意力状态下的脑电信号, 采集自受试者进行线上课程学习时。共有 8 名受试者参与了脑电信号的采集。两类脑电信号共计算 11 个特征: 4 个频段能量特征——α 频段能量 E_α、θ 频段能量 E_θ、β 频段能量 E_β、δ 频段能量 E_δ; 6 个能量比——E_α/E_θ、E_α/E_β、E_α/E_δ、E_θ/E_β、E_θ/E_δ、E_β/E_δ; 以及 1 个非线性特征——样本熵。每段脑电信号均包含 19 个通道, 故 11 个特征结合在一起组成 19×11 的特征矩阵。对比矩阵进行归一化处理, 并将归一化的矩阵转化为对应的多特征彩色图像, 最终图像分辨率为 543×429。

将图像样本分别输入 AlexNet 模型和 VGG16 模型两种神经网络中进行训练, 结果显示, 在 8 名受试者的两类脑电信号上, AlexNet 模型的平均分类准确率为 86.18%, 而 VGG11 模型的平均分类准确率为 92.62%。结果表明上述两种神经网络在注意力脑电信号的二分类任务上均有良好的表现[33]。

4.6.5   卷积神经网络在脑电信号处理中的应用

Li 等[34] 提出了一种基于脑电信号的情绪识别方法, 为了从脑电信号中识别人类情感, 将一维脑电信号转换为三维数组, 其形式为 $32 \times 32 \times 4$ (高 × 宽 × 通道数)。一般而言, 彩色图像数据也会被存储为三维数组的形式, 其中第 3 个维度就是 RGB 3 个颜色通道。类比彩色图像的存储形式, 脑电信号经过形式上的转换后, 就可以把每一个经过转换的样本都看作一张有 3 种 "颜色" 的图像 (即每一个通道看作一种颜色)。通过建立 CNN 模型, 分别完成效价和唤醒的二分类 (高分类和低分类) 任务。然后, 在 DEAP(一个开放访问的数据集)[35] 上测试方法的性能, 效价和唤醒的平均准确率分别为 81.64% 和 80.25%, 表明了 CNN 方法对人类情绪进行分类的有效性。Amin 等[36] 提出了基于多层特征融合的多层 CNN 架构, 用于对原始脑电信号进行运动想象脑电信号分类。在该结构中, 特征在不同层次的卷积层中提取, 并使用 FC 层进行合并。该方法使用 BCI Competition IV-2a 数据集实现了 74.50% 的准确率。Li 等[37] 提出了一种基于 CNN 的深度模型, 该模型使用傅里叶脑电图信号变换, 并将其解释为头皮的拓扑图, 这些拓扑图被作为图像输入 CNN 模型。文献 [38] 提出了一种使用 WT 并结合 CNN 模型对 MI 信号进行分类的时频图像表示, 在具有 4 个 MI 类的数据集中实现了 85.59% 的准确率。Tayeb 等 [39] 提出了一种利用从脑电图信号中提取的光谱图像进行 MI-EEG 分类的 CNN 模型, 该模型实现了 84.24% 的准确率并成功实现了对机械臂的实时控制。

总的来说, CNN 在脑电信号处理中具有广阔的应用前景, 并且在未来还会有很多新的发展。

4.7　小结

在脑电信号分类领域, 多种机器学习模型已成为从脑电数据中提取有效信息的重要工具。KNN 算法以其直观性而著称, 是一种非参数方法, 常因其简单有效而备受青睐。通过找到与待测样本最近的 k 个数据点, KNN 算法可以做出准确的预测。然而, KNN 算法的计算复杂性会随数据集规模增加而增加, 在处理大规模脑电信号处理任务时可能会出现性能瓶颈, 特别是在噪声影响比较大的情况下, KNN 算法对异常值的敏感性可能会影响其性能。LDA 算法旨在找到最佳分离不同脑电信号类别的特征线性组合, 它假设数据在每个类别中遵循具有相等协方差矩阵的高斯分布, 这可能在处理不符合这种假设的真实脑电数据时受限。SVM 通过最大化不同脑电数据类别之间间隔的超平面来实现分类, 但 SVM 的性能在很大程度上依赖于核函数的选择和超参数的调节。朴素贝叶斯算法作为一种概率算法, 经常在脑电信号分类任务中发挥作用, 特别是在数据有限的情况下。尽管其名称中含有 "朴素" 一词, 原理简单且训练耗时短, 但是在实际中往往能够产生出人意料的效果, 尤其是在处理小规模脑电信号数据集时, 朴素贝叶斯算法仍然能够发挥一定的作用。CNN 借助卷积和池化运算, 能够自动从原始脑电数据中学习特征, 这一特性使其特别适用于捕捉脑电信号中的复杂信息。但深层 CNN 参数量较大, 在训练时通常需要大量计算资源, 且在数据有限的情况下, 能否有效抑制 CNN 的过拟合现象决定了模型是否优秀。

总之, 选择适合的机器学习算法来进行脑电信号分类取决于多种因素, 如数据集大小、数据复杂性、计算资源以及关于数据分布的假设。KNN 算法、LDA 算法、SVM、朴素贝叶斯算法和 CNN 在解决脑电信号分类问题上具有各自的优势和局限性。我们需要仔细考虑这些因素, 以便在特定的脑电信号和分类目标下做出正确的选择。

参考文献

[1] 桑应宾. 基于 K 近邻的分类算法研究[D]. 重庆: 重庆大学, 2009.

[2] 皮亚宸. K 近邻分类算法的应用研究[J]. 通讯世界, 2019, 26(1): 292–293.

[3] 王灿强. 基于异常值处理的随机森林和 kNN 模型在 EEG 数据中的应用[D]. 兰州: 兰州大学, 2017.

[4] 杨姣姣, 郭倩, 李文杰, 等. 基于脑电主成分分析和 k-最近邻的多动症儿童与正常儿童分类研究[J]. 生物医学工程学杂志, 2016, 33(2): 7.

[5] 刘冲, 颜世玉, 赵海滨, 等. 多类运动想象任务脑电信号的 KNN 分类研究[J]. 仪器仪表学报, 2012, 33(8): 7.

[6] Belhumeur P N, Hespanha J P, Kriegman D J. Eigenface vs. fisherfaces: Recognition using class specific linear projection[J]. IEEE Transactions on Pattern Analysis and Machine Intelligence, 1997, 19: 711–720.

[7] Fisher R A. The statistical utilization of multiple measurements[J]. Annals of Eugenics, 1938, 8(4): 376–386.

[8] 李嘉莹, 赵丽, 边琰, 等. 基于 LDA 和 KNN 的下肢运动想象脑电信号分类研究[J]. 国外电子测量技术, 2021, 40(1): 9–14.

[9] 郭柳君, 张雪英, 陈桂军, 等. 深度线性判别分析用于两级脑控字符拼写解码[J]. 西安电子科技大学学报, 2020, 47(4): 109–116.

[10] 张宇, 王行愚, 张建华, 等. 离散粒子群优化——贝叶斯线性判别分析算法用于视觉事件相关电位 P300 的分类[J]. 中国生物医学工程学报, 2010, 29(1): 46–52.

[11] 赵建林, 周卫东, 刘凯, 等. 基于 SVM 和小波分析的脑电信号分类方法[J]. 计算机应用与软件, 2011, 28(5): 114–116.

[12] 张涛, 陈万忠, 李明阳. 基于频率切片小波变换和支持向量机的癫痫脑电信号自动检测[J]. 物理学报, 2016, 65(3): 411–417.

[13] 李幼军, 钟宁, 黄佳进, 等. 基于高斯核函数支持向量机的脑电信号时频特征情感多类识别[J]. 北京工业大学学报, 2018, 44(2): 234–243.

[14] 王艳景, 乔晓艳, 李鹏, 等. 基于小波包熵和支持向量机的运动想象任务分类研究[J]. 仪器仪表学报, 2010, 31(12): 2729–2735.

[15] 赵文涛, 孟令军, 赵好好, 等. 朴素贝叶斯算法的改进与应用[J]. 测控技术, 2016, 35(2): 143–147.

[16] Wang H, Zhang Y. Detection of motor imagery EEG signals employing naïve bayes based learning process[J]. Measurement, 2016, 86: 148–158.

[17] Sharmila A, Geethanjali P J I A. DWT based detection of epileptic seizure from EEG signals using naive bayes and k-NN classifiers[J]. IEEE Access, 2016, 4: 7716–7727.

[18] Oktavia N Y, Wibawa A D, Pane E S, et al. Human emotion classification based on EEG signals using naïve bayes method[C]//2019 International Seminar on Application for Technology of Information and Communication, Semarang, 2019: 319–324.

[19] Mawalid M A, Khoirunnisa A Z, Purnomo M H, et al. Classification of EEG signal for detecting cybersickness through time domain feature extraction using naïve bayes[C]//2018 International Conference on Computer Engineering, Network and Intelligent Multimedia, Surabaya, 2018: 29–34.

[20] Rakshit A, Khasnobish A, Tibarewala D N. A naïve bayesian approach to lower limb classification from EEG signals[C]//2016 2nd International Conference on Control, Instrumentation, Energy & Communication, Kolkata, 2016: 140–144.

[21] LeCun Y, Bengio Y, Hinton G. Deep learning[J]. Nature, 2015, 521(7553): 436–444.

[22] Coşkun M, Yildirim Ö, Ayşegül U, et al. An overview of popular deep learning methods[J]. European Journal of Technique, 2017, 7(2): 165–176.

[23] Pouyanfar S, Sadiq S, Yan Y, et al. A survey on deep learning: Algorithms, techniques, and applications[J]. ACM Computing Surveys, 2018, 51(5): 1–36.

[24] Acir N, Güzelis C. Automatic recognition of sleep spindles in EEG by usingatifical neural networks[J]. Expert Systems with Applications, 2004, 27(3): 451–458.

[25] 刘书朋, 陈俊强. 利用人工神经网络检测癫痫样放电过程中阈值的自动确定[J]. 中国生物医学工程学报,2002, 21(4): 325–330.

[26] 郝冬梅, 阮晓钢. 基于 GMDH 型神经网络的 EEG 分类研究[J]. 中国生物医学工程学报, 2005, 24(1): 66–69.

[27] Ajit A, Acharya K, Samanta A. A review of convolutional neural networks[C]// 2020 International Conference on Emerging Trends in Information Technology and Engineering, Vellore, 2020: 1–5.

[28] LeCun Y, Bottou L. Gradient-based learning applied to document recognition[J]. Proceedings of the IEEE, 1998, 86(11): 2278–2324.

[29] Krizhevsky A, Sutskever I, Hinton G. ImageNet classification with deep convolutional neural networks[J]. Advances in Neural Information Processing Systems, 2012, 25(2): 84–90.

[30] Simonyan K, Zisserman A. Very deep convolutional networks for large-scale image recognition[J]. Computer Science, 2014: 1409–1556.

[31] Szegedy C, Liu W, Jia Y, et al. Going deeper with convolutions[C]. Proceedings of the IEEE Conference on Computer Vision and Pattern Recognition, Boston, 2015: 1–9.

[32] He K, Zhang X, Ren S, et al. Deep residual learning for image recognition[J]. Proceedings of the IEEE Conference on Computer Vision and Pattern Recognition, Las Vegas, 2016: 770–778.

[33] 徐欣, 张佳欣, 张如浩. 基于双卷积神经网络融合的注意力训练研究[J]. 数据采集与处理, 2022, 37(4): 825–838.

[34] Li C, Sun X, Dong Y, et al. Convolutional neural networks on EEG-based emotion recognition[C]//CCF Conference on Big Data, Singapore, 2019: 148–158.

[35] Koelstra S, Muhl C, Soleymani M, et al. Deap: A database for emotion analysis; using physiological signals[J]. IEEE Transactions on Affective Computing, 2011, 3(1): 18–31.

[36] Amin S U, Alsulaiman M, Muhammad G, et al. Multilevel weighted feature fusion using convolutional neural networks for EEG motor imagery classification[J]. IEEE Access, 2019, 7: 18940–18950.

[37] Li M A, Han J F, Duan L J. A novel MI-EEG imaging with the location information of electrodes[J]. IEEE Access, 2019, 8: 3197–3211.

[38] Xu B, Zhang L, Song A, et al. Wavelet transform time-frequency image and convolutional network-based motor imagery EEG classification[J]. IEEE Access, 2018, 7: 6084–6093.

[39] Tayeb Z, Fedjaev J, Ghaboosi N, et al. Validating deep neural networks for online decoding of motor imagery movements from EEG signals[J]. Sensors, 2019, 19(1): 210.

第 5 章
脑电信号分析处理及脑机接口技术的医学应用

5.1 引言

脑机接口技术作为一种多学科交叉的新兴技术, 涉及神经科学、信号检测、信号处理、模式识别等多个学科领域, 是研究脑科学的重要工具。近年来, 脑科学得到了蓬勃的发展, 相关的技术和研究成果被广泛应用于医疗领域及其衍生产业中。脑机接口技术在解决脑疾病问题上的应用越来越广泛, 例如应用于癫痫、认知障碍及精神类疾病等。

癫痫是一种反复发作的慢性脑部疾病, 对患者的日常生活造成严重影响, 脑机接口相关技术使用脑电信号记录分析癫痫的神经电活动, 可以帮助医生快速诊断癫痫, 对癫痫的病理机制进行更加深入的探索, 同时可以减轻医务人员工作负担, 提升患者生活质量, 保障患者生命安全。本章将阐述脑电信号分析处理方法及脑机接口技术在癫痫检测方面的应用。

5.2 癫痫检测研究背景及意义

研究表明, 癫痫发作是一种由脑神经元异常超同步化放电引起的短暂症状, 其特点是反复发作, 从而引起大脑相关部位的持续性刺激, 引发患者出现神经、生理、心理和认知等方面的病症[1]。

国际抗癫痫联盟指出, 癫痫是一种以反复发作和不可预测的正常脑功能中断为主要特征的脑部疾病, 反映潜在的大脑功能障碍, 发病原因并不唯一。癫痫诊断需要观测到至少 1 次癫痫发作过程。其中, 癫痫发作是指由大脑中神经元异常活动造成的短暂临床现象, 与大脑中存在的致痫区域相关, 也称致痫病灶相关[2]。

生物大脑皮层的神经元存在自发的、节律性的电位变化, 这些电位变化产生脑电活动。脑电信号就是使用相关设备从生物颅内或者颅外头皮采集记录到的局部神经元电活动。脑电信号能够有效帮助医生检测和诊断大脑病变及相关神经系统损伤, 其中存在丰富的病理、生理信息。因为癫痫是由神经元异常放电活动导致的, 所以脑电信号检查是临床上诊断癫痫的一种简便直接的方法 [3]。

长程脑电信号监测作为一种传统的癫痫诊断方法, 依赖于医生观察冗长的脑电信号记录, 这一过程非常费时费力。为了改善这种情况, 癫痫自动检测辅助系统应运而生, 它们可以检测出与癫痫有关的异常脑电信号片段, 以便医生能够快速找到癫痫相关的信息, 而不需要人工标记相关脑电信号。虽然癫痫自动检测系统很大程度上减轻了医生的负担, 但通常情况下, 仍需要采集到的脑电信号数据中包含有癫痫发作期的记录。然而癫痫的发作具有突发性, 很难预测癫痫在何时发作, 这导致需要非常长的连续脑电信号记录周期以捕捉癫痫发作活动, 所以对长程脑电信号监测的需要并没有因为癫痫自动检测辅助系统的出现而得到缓解。但是长时间地进行脑电信号监测会严重地影响患者的日常生活, 也会使患者治疗的费用增加。另外, 全球 50% ～ 75% 的癫痫患者生活在医疗资源极度缺乏的地区, 对于一部分患者来说, 进行长时间的脑电信号监测和采集是很难实现的。因此, 如果能够不依赖于脑电信号中的癫痫发作的片段, 比如可以使用短期的癫痫发作间期 (癫痫未发作时) 的脑电信号来实现癫痫的自动诊断将会非常有意义 [1]。

在治疗癫痫时, 医生需要对患者的生理情况进行长时间的监测, 在现有的众多方法中 [4,5], 脑电信号是生理监测中最常用的一种工具。脑电信号能够清晰显示患者不同时刻的脑电活动, 并且可以详细展示癫痫发作过程中的各种状态, 在计算机辅助诊断中能够发挥巨大的作用, 因此备受研究者青睐。

5.3 癫痫检测研究概况

脑电信号可分为颅内脑电信号和头皮脑电信号。颅内脑电信号是通过手术的方式将采集信号的电极植入大脑皮层所采集到的脑电信号。颅内脑电信号比较纯净, 信噪比高, 能很好地反映大脑皮层的电位活动, 但缺点是需要手术植入, 成本高, 且患者容易发生感染; 头皮脑电信号是将电极放置于头皮上所采集的脑电信号, 电极的放置位置一般按照国际 10-20 电极排布系统, 电极标准位置如图 5.1 所示。由于是将电极放在头皮上, 容易采集到眼电伪迹、肌电伪迹、心电伪迹以及工频干扰等噪声信号, 采集到的脑电信号纯净度不如颅内脑电信号高, 因此使用时需要进行降噪处理。头皮脑电信号的优点是易操作、成本低、便于采集, 因此使用较为广泛 [4]。

脑电信号能反映神经元的活动状态, 包含大量的生理及活动信息, 最直观的显示就是波形、幅值和频率。脑电信号比较微弱, 因此在采集的时候需要用放大器来对脑电信号进行放大, 以方便后续的处理。此外, 脑电信号还具有非线性、非平稳的特点, 信号中所包含的成分较多 [4], 主要波形成分见表 5.1。

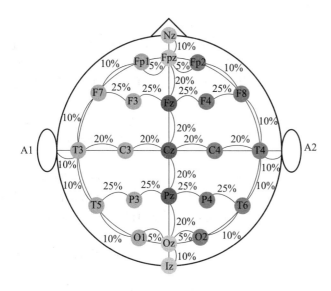

图 5.1　国际 10–20 电极排布系统

表 5.1　脑电信号主要波形成分

成分波	频率范围	波幅范围	大脑区域	对应人体活动
δ 波	0.1 ~ 3 Hz	20 ~ 200 μV	前额叶	睡眠状态
θ 波	4 ~ 7 Hz	20 ~ 100 μV	颞叶、前额叶	困倦、生病状态
α 波	8 ~ 13 Hz	10 ~ 100 μV	顶叶	清醒、放松状态
β 波	14 ~ 30 Hz	5 ~ 20 μV	大脑前半球	激动、紧张、兴奋状态
γ 波	31 ~ 47 Hz	< 2 μV	全脑	高度兴奋状态

癫痫患者脑电信号特征波主要有以下几种 [1]:

(1) 棘波, 波形多为负相, 波幅一般大于 100 μV, 不过也存在波幅在 50 μV 以下的短棘波。棘波是癫痫脑电中最主要的成分, 同时也是最典型的波形之一, 棘波可见于大多数癫痫脑电波, 具有突发性的特点, 显著突出于其背景信号。

(2) 尖波, 波形与棘波类似, 常为负相, 呈锯齿状, 较陡直, 下降支较缓, 波幅多在 100 ~ 200 μV, 但尖波的时长比棘波更长, 一般为 70 ~ 200 ms。时长 70 ms 是棘波与尖波的分界线, 尖波也是典型的癫痫特征波形。实际上除了时长的差异, 棘波和尖波并没有实际意义上的差异, 临床上通常也以有无棘波和尖波的存在来诊断癫痫。

(3) 棘慢复合波, 又称棘慢波, 多见于前额区, 由一个棘波和紧跟在这个棘波后的一个时长为 200 ~ 500 ms 的慢波组合而成。棘慢波的波形均呈负相, 波幅也较高, 在 100 ~ 300 μV, 少数棘慢波的波幅能达到 500 μV 以上。

(4) 尖慢复合波, 又称尖慢波。原理和棘慢波相似, 尖慢波是尖波和紧跟在这个尖波后的一个慢波组合而成。尖慢波中的尖波时长多为 80 ~ 120 ms, 波形为单相、双相或三相, 尖慢波中的慢波时长约为 500 ~ 1 000 ms。尖慢复合波的频率一般为 1.5 ~ 2.5 Hz, 4 ~ 6 Hz 的也常见。尖慢复合波在颞叶区域最明显,常常是不规则地同步暴发出现多种多样的形式。

(5) 多棘慢复合波，为单个或连续几个棘波之后紧跟一个慢波组合而成的波形。多棘慢复合波常见于肌阵挛性癫痫，有时也会出现在其他类型的癫痫波中。多棘慢波中的棘波的波幅不同，但一般情况下不会超过这个多棘慢波中慢波的波幅。

(6) 多棘波，由数个 (2 ~ 6 个) 棘波组合而成。当多棘波出现且数量增加、频率加快、覆盖面逐步扩散的情况发生时，意味着患者癫痫症状将要发作或正处于发病状态。

(7) 高度节律失调，又称高度失律。高度失律的具体表现为各种不对称、不同步的棘波、尖波以及多棘波夹杂在不规则持续弥漫性的高波幅慢波中。高度失律一般存在于发作间期，当癫痫发作时反而很难被观测到，因此常被当作异常的背景活动。

(8) 发作性节律波，主要表现为在背景中某一频率的节律突然出现，持续一段时间后又突然消失。

几种常见的癫痫脑电波形示意图如图 5.2 所示[1]。

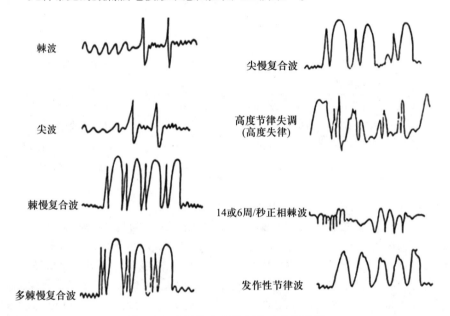

图 5.2　常见的癫痫脑电波形示意图[1]

脑电信号的研究和分析属于信号处理的范畴，研究者已将多种经典或者现代的信号处理方法应用于脑电信号处理中。随着科技的发展，脑电信号自动分析研究获得了长足的发展，国内外学者对于脑电信号的特征提取及分类预测相关课题做了大量研究，提出了多种癫痫脑电信号自动分类模型，主要方法是采用信号处理技术进行特征提取，并结合机器学习算法进行建模。当前脑电信号特征提取方法可总结为以下几类[6-23]。

1. 时域分析方法

时域分析是最早被使用的脑电信号分析方法,主要利用脑电信号具有明显的波形特征和节律特征,至今仍被不少脑电信号研究者使用。现在常用的时域分析方法是基于自回归模型的方法,利用自回归模型的回归特性来拟合脑电信号时间序列,并结合其他方法进行特征提取。文献 [7] 采用变分模态分解对癫痫脑电信号进行分解,结合 AR 模型进行二次特征提取,使用随机森林进行分类,得到了 97.35% 的分类准确率,结果优于基于固定阶自回归的特征提取技术。文献 [8] 通过 EMD 结合 AR 模型的特征提取方法,对基于脑电信号的情绪数据进行特征提取研究,并对情绪状态进行分类,在 4 个二分类任务中的平均识别率为 86.28%。时域分析方法的优点是不需要假设脑电信号是平稳的,且直观性较强、物理意义明确,缺点是提取的特征信息有限且未考虑脑电信号在频域上的分辨率 [6]。

2. 频域分析方法

频域分析建立在脑电信号具有平稳特性假设的基础上,脑电信号包含多种频率成分,通过将脑电信号从时域变换到频域,从而对不同频率的脑电信号进行分析并提取特征 [9]。对于癫痫脑电信号,相比于癫痫发作间期,癫痫发作期脑电信号会出现明显的尖波、棘波等特征波,脑电信号频率会有明显的变化。功率谱密度分析 [10,11] 是一种频域分析的主要方法,也是各种频域分析方法的基础,功率谱密度分析通过变换将时域中幅值随时间变化的脑电信号转化为功率随频率变化的功率谱图,从而可以通过功率谱图直接观察脑电节律的分布与变化情况,并定量分析各频段的分量 [1]。

3. 时频域分析方法

单一的时域或频域分析都不能充分反映脑电信号特征 [6]。因此,时频域结合的分析方法成为发展的必然。时频分析在时域和频域同时具有良好的局部化分析,处理非平稳时变信号的效果显著,是如今主要的脑电信号分析方法。时频分析开始时主要通过短时傅里叶变换建立联系,但由于其窗口的大小和形状固定不变,不能很好地适应频率时变较快的脑电信号。而小波变换通过伸缩平移自适应地改变时间窗的形状,更适用于分析脑电信号,因此小波分析是时频分析的代表方法。此外,常用的时频域分析方法还有小波包分解、短时傅里叶变换等。

Khan 等 [12] 利用离散小波变换对脑电信号进行分析,在已获取脑电信号的时频表示的情况下对离散小波变换系数的能量、变化系数和相对幅值等特征进行计算,并以此为依据检测癫痫发作,获得了接近 90% 的检测敏感度。Gabor 等 [13] 结合自组织神经网络,利用小波变换构造了与脑电信号频率特性相匹配的滤波器对癫痫发作进行检测。Adeli 等 [14] 基于小波变换提出了一种针对失神性癫痫脑电信号中的棘慢波的检测算法。

4. 非线性及其他分析方法

时域分析、频域分析或时频分析等方法都建立在线性系统理论分析的基础上,但脑电信号具有明显的非线性特征,需要处理非线性信号的信号处理方法。因此, 非线性动力学理论在脑电信号处理领域得到了广泛应用 [6]。Iasemidis 等 [15] 第一次将非线性动力学理论应用到癫痫脑电信号分析中, 证明最大李雅普诺夫指数可用于癫痫发作检测以及多电极分析中聚焦定位的判别。张健钊等 [16] 采用样本熵结合小波包分解进行特征提取, 使用纠错编码和 Real AdaBoost 算法相结合的方式对脑电信号进行分类, 在癫痫脑电信号数据集三分类实验中平均识别率达到了 96.78%。

通过有效的特征提取, 将得到的特征信息输入分类模型就可以实现脑电信号的自动分类 [6]。分类算法多种多样, 对于不同的分类任务, 所适用的算法各不相同, 好的分类算法对训练和识别速度、分类结果的准确率和稳定性会有很大的提升。目前, 很多分类算法被用于脑电信号分类, SVM 是应用于脑电信号分类较为广泛的机器学习方法。Sriraam 等 [17] 使用贝叶斯优化的 SVM 分类器对局灶性和非局灶性癫痫发作进行了识别研究。宋玉龙等 [18] 采用经验模态分解和极限学习机方法进行了癫痫脑电信号特征提取及分类研究, 识别准确率高于 97%。韦晓燕等 [19] 提出一种基于多尺度排列熵结合极限学习机的方法, 对癫痫脑电信号进行分类仿真验证, 得到了 96.90% 的平均分类准确率。韩敏等 [20] 使用小波包与样本熵混合的脑电信号特征提取方法, 结合集成极限学习机对癫痫脑电信号进行了分类研究。

此外, 基于神经网络的方法为脑电信号自动分类研究开辟了新途径 [6]。文献 [21] 使用轻量级的 VGGNet 对癫痫脑电信号数据集进行了分类研究, 得到了比较好的分类结果。Chandani 等 [22] 使用神经网络和 SVM 结合的方法进行了癫痫脑电信号分类研究, 结果表明神经网络以更少的计算时间获得了更高的分类准确率, 模型性能优于 SVM。孔祥浩等 [23] 提出了一种 CNN 结合 CSP 的脑电特征提取与识别方法, 将 CNN 用于特征的二次优选与降维, 实验取得了较好的分类结果。

5.4 癫痫脑电信号特征提取

本章介绍的癫痫脑电信号特征分为两组 [1]: 基于功率谱密度分析的传统频谱特征和基于时间序列分析的动态特征。传统的功率谱特征提供了棘波与尖波在频域的信息; 基于计算几何或是信息理论的动态特征则重点描绘了信号的动态特性和复杂度, 如分形维数、熵值等。

1. 基于功率谱密度分析的传统频谱特征

给定一个长度为 N 的离散时间序列 $[x_1, x_2, \cdots, x_N]$, 其快速傅里叶变换的长度也为 N, 可写作 $[X_1, X_2, \cdots, X_N]$, 变换公式为

$$X_k = \sum_{k=1}^{N} X_n W_N^{kn}, \quad k = 1, 2, \cdots, N \tag{5.4.1}$$

式中, $W_N^{kn} = \mathrm{e}^{-\frac{\mathrm{j}2\pi kn}{N}}$。

由于脑电信号的非平稳特征, 常常将长时间的脑电信号进行分割, 再对每个片段进行傅里叶变换。对脑电信号的分割一般分为等分和不等分两种情况。等分的情况通常将连续频段分为 k 份, 每一份的界限由序列 $band = [f_1, f_2, \cdots, f_k]$ 指定, 由此对第 i 个间隔, 频率的上下限分别为 f_{i+1} 和 f_i。等分时每个间隔频段长度 $f_{i+1} - f_i$ 相同。常用的一个不等分的情况是通过脑电信号的节律来分类, 即 δ(0.5 ~ 3 Hz)、θ(4 ~ 7 Hz)、α(8 ~ 13 Hz)、β(14 ~ 30 Hz) 和 γ(31 ~ 47 Hz)。根据脑电信号频率分布, 对于这种分割法对应的界限可设定为 $band = [0.5, \quad 4, \quad 8, \quad 14, \quad 31, \quad 47]$。

第 k 个间隔的功率谱强度 (Power Spectral Intensity, PSI) 可由下式计算:

$$PSI_k = \sum_{i=\frac{Nf_k}{f}}^{\frac{Nf_{k+1}}{f_s}} |X_i|, \quad k = 1, 2, \cdots, K-1 \tag{5.4.2}$$

式中, f_s 是采样率, f_{k+1} 和 f_k 是第 k 个间隔的上下限。

在 PSI 的基础上, 定义相对强度比 (Relative Intensity Ratio, RIR) 为

$$RIR_j = \frac{PSI_j}{\sum_{k=1}^{K-1} PSI_k}, \quad j = 1, 2, \cdots, K-1 \tag{5.4.3}$$

5 类脑电信号的时域波形图如图 5.3 所示。数据集 A、B 为健康受试者的脑电信号, 数据集 C、D 为癫痫发作间期脑电信号, 数据集 E 为癫痫发作期脑电信号。可以看出数据集 A、B 和数据集 C、D 中的时域波形有区别, 但是幅值没有明显差异, 数据集 E 的幅值大小约为前 4 个数据集的 10 倍。

对 5 类脑电信号的时域波形进行 FFT, 将得到的 FFT 逐频率平方后做功率谱密度图, 得到图 5.4。图 5.4 显示癫痫发作期的脑电信号在较高的频段 (> 14 Hz) 有更多的频率分量, 而未发作期的 (即健康和发作间期) 脑电信号频率分量大多集中在 14 Hz 以下[24]。此结论已被其他研究人员证实。从图 5.4 中也可以看出, 不同类别脑电信号的频率分量集中的峰值中央频率也位于不同的区域。此外, 与类似于时域的波峰大小的关系, 癫痫发作期脑电信号的 FFT 结果纵轴的值约为健康人脑电信号和发作间期脑电信号的 10 倍[1]。

图 5.4 显示, 5 类脑电信号的能量集中在 0 ~ 30 Hz, 因此在计算功率谱强度和相对密度比时, 选取 2 ~ 32 Hz 的频段, 以步长 2 Hz 计算, 即式 (5.4.2) 和式 (5.4.3) 中的 $K = 16$, $f_k = 2k$, $f_{k+1} = 2k+2$, f_{k+1} 和 f_k 分别为 2 Hz 带宽的上下限。最终可以得到 15 个相对强度比特征量。

图 5.5(a) 为 5 类脑电信号的功率谱强度图, 可以明显观察到, 癫痫发作期的脑电信号功率在整个频段内都远远大于其他数据集的功率。5 类脑电信号的相对强度比如图 5.5(b) 所示, 数据集 A 和 B 的曲线形状类似, 数据集 C 和 D 的曲线走势类似, 而数据集 E 的曲线走势和前四者均明显不同。相关研究[25] 表明, RIR 特征在区分癫痫发作间期脑电信号和正常脑电信号片段时比动态特征有更好的性能。

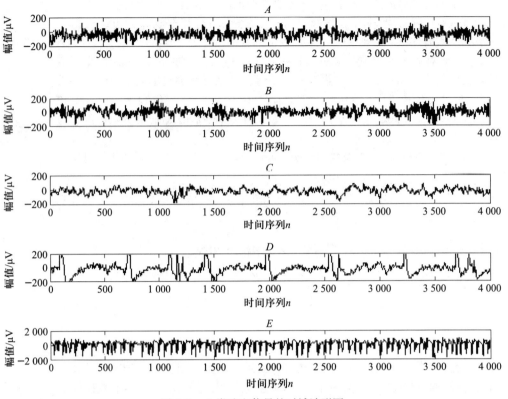

图 5.3　5 类脑电信号的时域波形图

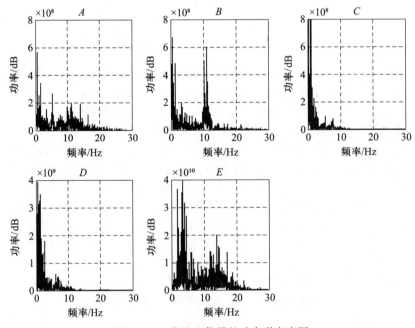

图 5.4　5 类脑电信号的功率谱密度图

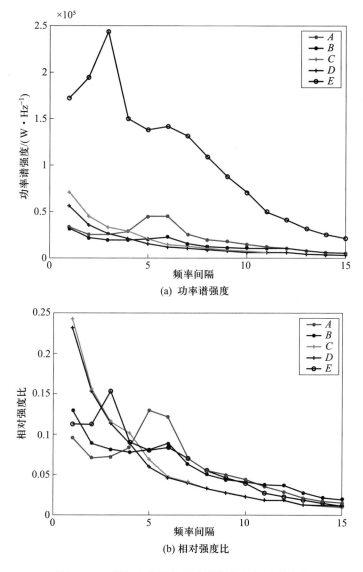

(a) 功率谱强度

(b) 相对强度比

图 5.5　5 类脑电信号的功率谱强度和相对强度比

2. 基于时间序列分析的动态特征

Petrosian 分形维数 (Petrosian Fractal Dimension, PFD) 的定义如下:

$$PFD = \frac{\lg N}{\lg N + \lg\left(\dfrac{N}{N + 0.4N_\delta}\right)} \tag{5.4.4}$$

式中, N 为序列的长度, N_δ 为信号导数中的变化次数。

将得到的平均 PFD 按数据集 A、B、C、D、E 的顺序绘图, 得到图 5.6。从图 5.6 中可以很容易地发现每一类脑电信号数据的 PFD 都非常集中, 而且每一类的脑电信号数据之间也没有发生重合, 因此 PFD 可以清晰地把各个脑电信

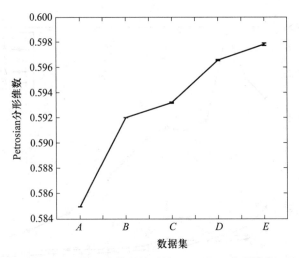

图 5.6　5 类脑电信号的平均 Petrosian 分形维数

号数据集分开。

Higuchi 分形维数 (Higuchi Fractal Dimension, HFD) 是从原始序列 $[x_1, x_2, \cdots, x_N]$ 中构造新序列, 构造方式如下:

$$x_m, x_{m+k}, \cdots, x_{m+\left(\frac{N-m}{k}\right)k} \tag{5.4.5}$$

式中, m 为起始时间, k 为间隔时间。对任一由式 (5.4.5) 构造的时间序列, 长度 $L(m,k)$ 可由下式计算[26]:

$$L(m,k) = \frac{\sum\limits_{i=2}^{\frac{N-m}{k}} \left| x_{m+ik} - x_{m+(i-1)k} \right| (N-1)}{\left(\dfrac{N-m}{k}\right)k} \tag{5.4.6}$$

平均长度的计算如下:

$$L(k) = \frac{\sum\limits_{i=1}^{k} L(i,k)}{k} \tag{5.4.7}$$

对每一个 k 从 1 到 $k_{\max}$ 重复 $k_{\max}$ 次, 再用最小二乘法能更好地确定拟合 $\ln L(k) - \ln L(1/k)$ 曲线的直线的斜率, 该直线的斜率即为 Higuchi 分形维数, 在此例中 $k_{\max} = 5$。将得到的 HFD 按数据集 A、B、C、D、E 的顺序绘图, 得到图 5.7。由图 5.7 可知, 我们可以很容易地发现每一类脑电信号数据的 HFD 都比较集中, 但在数据集 C 和 E 这两类之间有一定的重合。

对于一个时间序列 $[x_1, x_2, \cdots, x_N]$, Hjorth 迁移率和复杂度的定义分别为[27]

$$\text{Hjorth 迁移率} = \sqrt{\frac{M_2}{TP}} \tag{5.4.8}$$

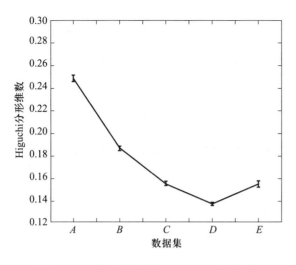

图 5.7　5 类脑电信号的 Higuchi 分形维数

$$\text{Hjorth 复杂度} = \sqrt{\frac{M_4 \times TP}{M_2 \times M_2}} \tag{5.4.9}$$

式中, $TP = \sum x_i/N$, $M_2 = \sum d_i/N$, $M_4 = \sum(d_i - d_{i-1})^2/N$, $d_i = x_i - x_{i-1}$。将得到的 Hjorth 参数按照数据集 A、B、C、D、E 的顺序绘图, 得到图 5.8。由图 5.8 可知, Hjorth 迁移率在各类脑电信号数据中比较集中, 方差较小。Hjorth 复杂度在同一数据集中的分布很松散, 图 5.8(b) 为对 Hjorth 复杂度进行归一化后的折线图。从图 5.8(a) 和图 5.8(b) 的对比中可以发现一个有趣的现象, Hjorth 迁移率较低的数据往往有较高的 Hjorth 复杂度, 例如数据集 C 和 D 的 Hjorth 复杂度最高, 但其 Hjorth 迁移率最低。

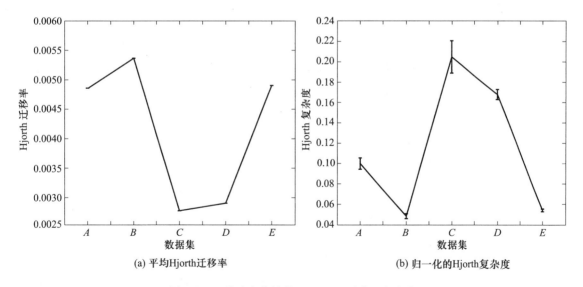

图 5.8　5 类脑电信号的 Hjorth 迁移率和复杂度

谱熵 (Spectral Entropy, SE) 定义为

$$SE = -\frac{1}{\log K}\sum_{i=1}^{K} RIR_i \log RIR_i \qquad (5.4.10)$$

式 (5.4.10) 中的和是由式 (5.4.3) 定义的, 即谱熵为 RIR 的香农熵。图 5.9 所示为 5 类脑电信号的平均谱熵, 可以看出, 谱熵对数据集 A、B (健康受试者的脑电信号) 和数据集 C、D、E (癫痫患者的脑电信号) 的区分明显。

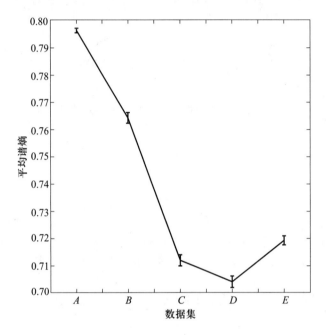

图 5.9　5 类脑电信号的平均谱熵

利用奇异值分解 (Singular Value Decomposition, SVD) [28] 来定义的熵值为奇异值分解熵, 又称 SVD 熵。假设输入的时间序列为 $[x_1, x_2, \cdots, x_N]$, 构造延迟向量

$$\boldsymbol{y}(i) = [x_i, x_{i+\tau}, \cdots, x_{i+(d_E-1)\tau}] \qquad (5.4.11)$$

式中, τ 为时延, d_E 为嵌入函数。

嵌入空间由下式构造:

$$\boldsymbol{Y} = [\boldsymbol{y}(1), \boldsymbol{y}(2), \cdots, \boldsymbol{y}(N-(d_E-1)\tau)]^{\mathrm{T}} \qquad (5.4.12)$$

再对矩阵 $\boldsymbol{Y}$ 进行奇异值分解, 得到 m 个奇异值: $\sigma_1, \sigma_2, \cdots, \sigma_m$。

SVD 熵的定义为

$$SVD = -\sum_{i=1}^{M} \overline{\sigma}_i \log \overline{\sigma}_i \qquad (5.4.13)$$

式中, $\overline{\sigma}_i = \sigma_i / \sum\limits_{j=1}^{m} \sigma_j$, 为归一化的奇异值。图 5.10 为 5 类脑电信号的平均 SVD 熵。可以看出, SVD 熵对数据集 A、B 和数据集 E 的区分不明显。相较于数据集 C、D, 数据集 A、B、E 的奇异值分解熵更为接近。

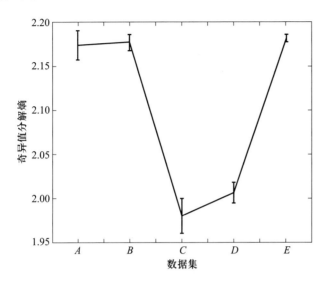

图 5.10　5 类脑电信号的平均 SVD 熵

Fisher 信息 (Fisher Information, FI) 根据式 (5.4.13) 中的归一化奇异谱来定义:

$$FI = \sum_{i=1}^{M} \frac{\left(\overline{\sigma_{i+1}} - \overline{\sigma_i}\right)^2}{\overline{\sigma_i}} \tag{5.4.14}$$

图 5.11 所示为 5 类脑电信号的平均 Fisher 信息折线图, 基本能够区分 5 类脑电信号。

近似熵 (Approximate entropy, ApEn) 的计算步骤如下:

第一步, 令输入信号为时间序列 $[x_1, x_2, \cdots, x_N]$;

第二步, 构造子序列 $x(i,m) = [x_i, x_{i+1}, \cdots, x_{i+m-1}]$, $1 \leqslant i \leqslant N - m$, 其中 m 是子序列的长度;

第三步, 令 r 表示噪声滤波器的等级, 定义为 $r = k \times SD, k = 0, 0.1, \cdots,$ 0.9, SD 为原始时间序列的标准差;

第四步, 构造一系列子序列 $\{X(j,m)\} = \{x(j,m) | j \in [1, 2, \cdots, N-m]\}$, 其中 $x(j,m)$ 由第二步定义;

第五步, 对每一个 $x(i,m) \in \{x(j,m)\}$, 计算

$$C(i,m) = \frac{\sum\limits_{j=1}^{N-m} k_j}{N-m} \tag{5.4.15}$$

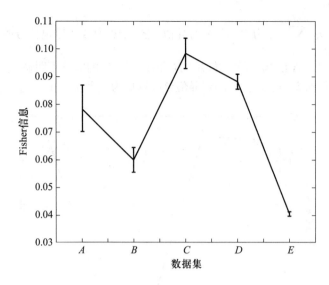

图 5.11　5 类脑电信号的平均 Fisher 信息

式中的 k_j 计算公式如下:

$$k_j = \begin{cases} 1, & |x(i,m) - x(j,m)| < t \\ 0, & \text{其他} \end{cases} \tag{5.4.16}$$

第六步, 计算近似熵 ApEn:

$$ApEn(m,r,N) = \frac{1}{N-m}\left[\sum_{i=1}^{N-m} \ln \frac{C(i,m)}{C(i,m+1)}\right] \tag{5.4.17}$$

图 5.12 所示为 5 类脑电信号的平均近似熵的折线图。可以看出根据 ApEn 基本可以区分出 5 类脑电信号片段。

对于一个时间序列 $[x_1, x_2, \cdots, x_N]$, 去趋势波动分析[29] (Detrended Fluctuation Analysis, DFA) 的步骤如下:

第一步, 将 x 插入一个新序列 $y = [y(1), y(2), \cdots, y(N)]$ 中, 其中 $y(k) = \sum_{i=1}^{k}(x_i - \overline{x})$, $\overline{x}$ 是 $x_1, x_2, \cdots, x_N$ 的平均值。

第二步, 把经过整合的序列等分成长度为 n 的片段。在每一个片段中, 利用最小二乘法拟合数据, 拟合线的纵坐标用 $y_n(k)$ 表示。

第三步, 经过整合的序列的方均根波动通过下式计算:

$$F(n) = \sqrt{\frac{1}{N}\sum_{k=1}^{N}[y(k) - y_n(k)]^2} \tag{5.4.18}$$

式中, $y(k) - y_n(k)$ 部分即为去趋势部分。

第四步, 在所有时间尺度 (片段大小) 上重复上面的计算, 可以得出 $F(n)$ 和片

段大小 n 的关系曲线。$\log F(n)$ 对 $\log n$ 的斜率决定尺度指数 (自相似参量) α。

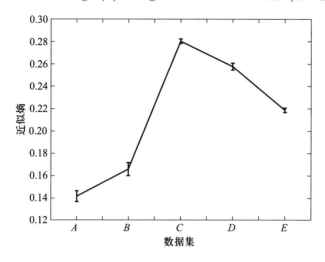

图 5.12　5 类脑电信号的平均近似熵

　　图 5.13 所示为 5 类脑电信号的平均去趋势波动折线图。观察发现去趋势波动对数据集 A 和 C、D 的区分度不明显。

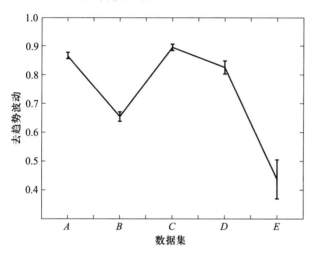

图 5.13　5 类脑电信号的平均去趋势波动分析

5.5　癫痫检测分类器设计

　　一个基于人工神经网络的分类器本质上是一个从特征空间到离散分类空间的映射 [1]。人工神经网络通过使用模拟人类大脑的一组互相联系的人工神经元可以实现这样的映射。因此我们采用神经网络作为分类器, 通过用已知的输入输出结果来训练神经网络, 再对目标片段进行分类。

图 5.14 所示为神经元的简单数学模型[30], 图中 $x_1, x_2, \cdots, x_n$ 是神经元的输入; θ_i 是神经元的阈值; $w_1, w_2, \cdots, w_n$ 是神经元对 $x_1, x_2, \cdots, x_n$ 的权值连接, 代表传递效率; y 是神经元的输出; f 是激活函数, 决定神经元的输出方式, 常见的激活函数有阶跃函数、线性函数等。

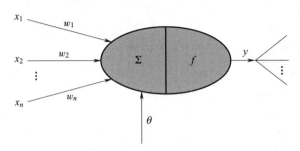

图 5.14　神经元的简单数学模型

概率神经网络 (Probabilistic Neural Network, PNN) 是 Specht 博士在 1988 年提出的[31], 它与统计信号处理的许多概念有着紧密的联系。PNN 在结构上类似于反向传播网络, 主要区别在于前者使用统计方法推导的激活函数, 而后者使用 S 型激活函数。许多研究表明, PNN 收敛速度快, 适合实时处理, 具有很强的容错性[32]。目前这种网络已经广泛应用于非线性滤波、模式分类、联想记忆和概率密度估计中。

PNN 是一种径向基函数网络, 传递函数一般常用径向基函数 (Radial Basis Function)。PNN 也是一种基于距离的 ANN, 它使用钟形激活函数。与传统的反向传播神经网络相比, PNN 被认为更加适用于医学应用, 由于它使用了与医学判决方法相似的贝叶斯策略[33]。在 PNN 中, 当有新数据可用时, 判决边缘可以被实时修改, 不需要再使用所有的数据重新训练网络。所以, 当患者数据越来越多时, 可以快速地更新网络。

系统采用的 PNN 有 3 层: 输入层、用于衡量输入向量和权重矩阵之间距离的径向基神经元层以及用来决定数据最可能所属类的竞争层。图 5.15 为 PNN

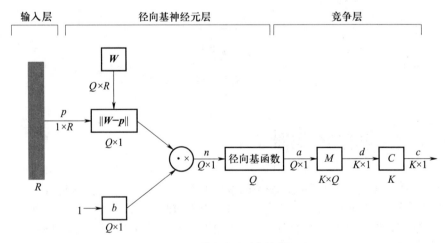

图 5.15　PNN 的网络结构图

的网络结构图, 输入的特征向量的长度为 R, 这里 $R = 24$。Q 为输入目标样本的数目, 该数目等同于输入层神经元的数目。K 为输入向量类别的数目, 等同于径向基神经元层神经元的数目。如果只将特征向量空间映射到两维的类别空间, 比如癫痫患者和非癫痫患者, 则 $K = 2$。

5.6 实际数据测试及分析

输入 5 类脑电信号数据集所提取出来的特征值为样本[1]。由于每一个数据集包括 100 个 EEG 数据段, 且每一个数据段提取出来 24 个特征值, 每一类 EEG 的特征值组成 100×24 的矩阵。

此时构建的网络的径向基层神经元数目等于输入向量的个数。径向基层的阈值设定为 0.832 6/散布常数, 目的是使得加权输入为正负散布常数时, 径向基层输出为 0.5, 阈值的设置决定了每个径向基神经元对于输入向量产生响应的区域, 散布常数应该足够大, 使得神经元响应区域覆盖所有的输入区间。但是如果散布常数太大, 则每个神经元的响应区域又会交叉过多, 径向基神经元层的输出向量元素之间差距不大, 反而带来精度问题。

下面我们尝试使用分类器进行数据的分类。训练数据和测试数据均从数据集中选取。随机抽取数据集中 90% 的数据作为训练数据, 剩余的数据作为测试数据。在对所有的特征值进行归一化之后, 进行 1 000 次分类循环, 分类器测试流程图如图 5.16 所示。

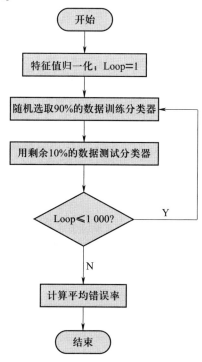

图 5.16　分类器测试流程图

采用德国波恩大学所提供的公开数据, 设计了如下 4 个实验来检测我们的分类器的分类能力 [1]:

(1) 正常脑电信号 (数据集 A 和 B) 和癫痫患者发作间期脑电信号 (数据集 C 和 D) 分类来评估该系统对未发作情况下的诊断能力。

(2) 正常脑电信号 (数据集 A 和 B) 和癫痫患者发作期的脑电信号 (数据集 E) 分类来评估系统对于患者发作情况下的诊断能力。

(3) 癫痫患者发作间期的脑电信号 (数据集 C 和 D) 以及癫痫患者发作期的脑电信号 (数据集 E) 分类评估系统在癫痫临床监测的能力。

(4) 同样为癫痫患者发作间期的脑电信号, 癫痫病灶区域 (数据集 C) 以及相反大脑半球的海马体区域 (数据集 D) 分类评估系统在癫痫病灶定位的可用性。

针对上述 4 个实验进行特征提取并进行分类, 结果如表 5.2 所示。可以看到, 实验 1 到实验 3 的准确率均高于 98%, 初步显示分类器具有很高的准确率, 基本能够区别正常脑电信号、癫痫发作间期脑电信号以及癫痫发作期脑电信号, 但是在癫痫灶定位方面效果不是很好。同时, 可以观察到在这 4 个实验中, 每次分类的运行时间不足 0.002 s (MATLAB R2010b Windows 版, 2.5 GHz 64 位 CPU, 4 GB RAM), 相比于 23.6 s 的脑电信号片段, 这个分类时间很短, 说明了实时处理的可行性。但是这种随机抽取样本作为测试样本的方法具有很大的随机性, 虽然随机抽取 1000 次, 并取平均值。

表 5.2   分类器仿真测试结果

序号	实验内容	准确率/%	耗时/s
1	正常脑电信号与癫痫发作间期脑电信号	98.39	0.001 615
2	正常脑电信号与癫痫发作期脑电信号	99.00	0.001 583
3	癫痫发作间期脑电信号与癫痫发作期脑电信号	98.62	0.001 605
4	发作间期癫痫病灶区域脑电信号与相反大脑半球海马体区域脑电信号	84.26	0.001 567

表 5.3 所示为使用留一法交叉验证仿真测试, 使用所有 24 个特征值的分类器准确率以及耗时。测试该分类器模型时发现, 散布常数设置为 0.1 能够取得比较好的分类效果, 所以表 5.3 所取得的数据为散布常数为 0.1 时的准确率。可以看出, 实验 1 到实验 3 均能获得接近 99% 的分类准确率, 在区分发作间期癫痫

表 5.3   留一法交叉验证仿真测试的结果

序号	实验内容	准确率/%	耗时/s
1	正常脑电信号与癫痫发作间期脑电信号	98.50	0.001 497
2	正常脑电信号与癫痫发作期脑电信号	99.00	0.001 479
3	癫痫发作间期脑电信号与癫痫发作期脑电信号	98.67	0.001 481
4	发作间期癫痫病灶区域脑电信号与相反大脑半球海马体区域脑电信号	85.50	0.001 480

病灶脑电信号和远离病灶端脑电信号片段时, 也能达到 85.50% 的准确率, 表明了针对该数据集进行癫痫分类的可行性和有效性。

本章设计的自动癫痫诊断系统使用发作间期脑电信号做癫痫检测时, 可以达到 98.50% 的准确率。这个结果验证了仅用发作间期数据诊断癫痫的可行性。PNN 分类器在区分正常和癫痫发作期的脑电信号片段的准确率也高达 99.00%。这意味着, 持续的监测患者状态以及检测癫痫是有可能的。如果包含当前状况的数据段被分类为癫痫发作期的脑电信号片段, 则意味着患者的癫痫正在发作。

在实验中, 每次分类运行时间不到 0.002 s, 表明了该系统进行实时监控的可行性。对于长时间的监控, 可以采用滑动窗口机制, 分析加窗分割出来的脑电信号片段。在癫痫发作期, 使用该算法的设备可以立即向监护人发出警报。值得注意的是, 本系统的评估数据来源是经过人工处理的脑电信号片段, 已经去除了大量的伪迹和噪声数据, 因此本系统的测试结果是否适用于实际采集的原始脑电数据还有待研究。

5.7　小结

癫痫是异常的脑活动引发的一种神经性疾病, 对患者的身心健康和生命安全都有着巨大的影响。在癫痫疾病的临床诊断上, 目前最常用的方法是使用脑电信号来进行癫痫疾病的分析治疗。作为一种重要的诊疗手段, 基于脑电信号的计算机辅助癫痫自动检测与预测方法的研究在深入探索癫痫病理机制、减少医务人员工作负担、提升患者生活质量、保障患者生命安全等方面有着重大的意义。

脑机接口在医疗领域的应用是令人振奋的, 相关应用可以对患者的身心健康甚至生命安全产生重大的积极影响, 但是目前相关技术仍然无法满足大规模的临床实践需求, 同时受限于样本数量和个体差异。对于癫痫检测评估问题, 还需要在更大的被试群体和数据集上开展研究, 从而探究具有普遍性的通过脑电信号特征检测和预测的方法。

参考文献

[1] 刘国权. 基于发作间期 EEG 的癫痫自动诊断系统的研究与设计[D]. 南京: 南京邮电大学, 2016.

[2] 安南. 癫痫颅内脑电信号时频特征研究[D]. 上海: 上海交通大学, 2020.

[3] Flink R, Pedersen B, Guekht A B, et al. Guidelines for the use of EEG methodology in the diagnosis of epilepsy[J]. Acta Neurologica Scandinavica, 2002, 106(1): 1–7.

[4] 刘亚朋. 基于脑电信号的癫痫检测及预测算法研究[D]. 西安: 西北大学, 2020.

[5] 胡文彬. 基于卷积神经网络的癫痫发作预测研究[D]. 杭州: 杭州电子科技大学, 2019.

[6] 尹倡隆. 癫痫脑电信号特征提取及分类研究[D]. 兰州: 兰州理工大学, 2020.

[7] Zhang T, Chen W, Li M. AR based quadratic feature extraction in the VMD domain for the automated seizure detection of EEG using random forest classifier[J]. Biomedical Signal Processing and Control, 2017, 31: 550–559.

[8] Zhang Y, Zhang S, Ji X. EEG-based classification of emotions using empirical mode decomposition and autoregressive model [J]. Multimedia Tools and Applications, 2018, 77: 26697–26710.

[9] Gotman J, Flanagan D, Zhang J, et al. Automatic seizure detection in the newborn: methods and initial evaluation[J]. Electroencephalography and Clinical Neurophysiology, 1997, 103(3): 356–362.

[10] Hopfengärtner R, Kerling F, Bauer V, et al. An efficient, robust and fast method for the offline detection of epileptic seizures in long-term scalp EEG recordings[J]. Clinical Neurophysiology, 2007, 118(11): 2332–2343.

[11] Chan A M, Sun F T, Boto E H, et al. Automated seizure onset detection for accurate onset time determination in intracranial EEG[J]. Clinical Neurophysiology, 2008, 119(12): 2687–2696.

[12] Khan Y U, Gotman J. Wavelet based automatic seizure detection in intracerebral electroencephalogram[J]. Clinical Neurophysiology, 2003, 114(5): 898–908.

[13] Gabor A J, Leach R R, Dowla F U. Automated seizure detection using a self-organizing neural network[J]. Electroencephalography and Clinical Neurophysiology, 1996, 99(3): 257–266.

[14] Adeli H, Zhou Z, Dadmehr N. Analysis of EEG records in an epileptic patient using wavelet transform[J]. Journal of Neuroscience Methods, 2003, 123(1): 69–87.

[15] Iasemidis L D, Sackellares J C, Zaveri H P, et al. Phase space topography and the Lyapunov exponent of electrocorticograms in partial seizures[J]. Brain Topography, 1990, 2(3): 187–201.

[16] 张健钊, 姜威, 贲晛烨. 基于样本熵与小波包能量特征提取和 Real AdaBoost 算法的正常期、癫痫间歇与发作期的脑电自动检测[J]. 生物医学工程学杂志, 2016, 6: 1031–1038.

[17] Sriraam N, Raghu S. Classification of focal and non focal epileptic seizures using multi-features and SVM classifier[J]. Journal of Medical Systems, 2017, 41(10): 160.

[18] 宋玉龙, 赵冕, 郑威. 基于经验模态分解和极限学习机的癫痫脑电提取分类研究[J]. 生物医学工程研究, 2019(3): 263–268.

[19] 韦晓燕, 陈子怡, 周毅. 基于多尺度排列熵的脑电信号分类[J]. 中国数字医学, 2019, 5: 12–14.

[20] 韩敏, 孙卓然. 基于小波变换和 AdaBoost 极限学习机的癫痫脑电信号分类[J]. 计算机应用, 2015, 35(9): 2701–2705.

[21] Ke H, Chen D, Li X, et al. Towards brain big data classification: epileptic EEG identification with a lightweight VGGNet on Global MIC[J]. IEEE Access, 2018, 6: 14722–14733.

[22] Chandani M, Kumar A. EEG signal processing for epileptic seizure prediction by using MLPNN and SVM classifiers[J]. American Journal of Information Science and Technology, 2018, 2(2): 36–41.

[23] 孔祥浩, 马琳, 薄洪健, 等. CNN 与 CSP 相结合的脑电特征提取与识别方法研究[J]. 信号处理, 2018, 34(2): 164–173.

[24] Williams W J, Zaveri H P, Sackellares J C. Time-frequency analysis of electrophysiology signals in epilepsy[J]. Engineering in Medicine and Biology Magazine, 1995, 14(2): 133–143.

[25] Bao F S, Li Y L, Gao J M, et al. Performance of dynamic features in classifying scalp epileptic interictal and normal EEG[C]//Annual International Conference of the IEEE Engineering in Medicine and Biology, Buenos Aires, 2010: 6308–6311.

[26] Higuchi T. Approach to an irregular time series on the basis of the fractal theory[J]. Physica D: Nonlinear Phenomena, 1988, 31(2): 277–283.

[27] Van Hese P, Philips W, De Koninck J, et al. Automatic detection of sleep stages using the EEG[C]//2001 Conference Proceedings of the 23rd Annual International Conference of the IEEE Engineering in Medicine and Biology Society, Istanbul, 2001, 2: 1944–1947.

[28] Faul S, Boylan G, Connolly S, et al. Chaos theory analysis of the newborn EEG-is it worth the wait?[C]//Proceedings of the IEEE International Symposium on Intelligent Signal Processing, Hong Kong, 2005: 381–386.

[29] Peng C K, Havlin S, Stanley H E, et al. Quantification of scaling exponents and crossover phenomena in nonstationary heartbeat time series[J]. Chaos: An Interdisciplinary Journal of Nonlinear Science, 1995, 5(1): 82–87.

[30] 董长虹. Matlab 神经网络与应用[M]. 北京: 国防工业出版社, 2007.

[31] Specht D F. Probabilistic neural networks for classification, mapping, or associative memory[C]//IEEE 1988 International Conference on Neural Networks, San Diego, 1988: 525–532.

[32] 史忠植. 神经网络[M]. 北京: 高等教育出版社, 2009: 204–211.

[33] Gabor A J, Leach R R, Dowla F U. Automated seizure detection using a self-organizing neural network[J]. Electroencephalography and Clinical Neurophysiology, 1996, 99(3): 257–266.

第 6 章
脑电信号分析处理及脑机接口技术的运动想象应用

6.1 研究背景及意义

大脑是人类的中枢神经中最大和最复杂的结构, 也是最高级的部位。它是调节机体功能的器官, 也是意识、精神、语言、学习、记忆等高级神经活动的物质基础[1]。其中, 大脑的运动系统负责产生运动意识进而控制自身运动。我们产生的运动意图从大脑通过神经传递到身体运动神经元, 从而控制肌肉进行相应的运动[2]。

然而有一部分人, 他们大脑的运动系统功能正常, 但由于其他原因, 他们无法进行正常的肌肉运动。例如, 由于疾病或意外被迫截肢而失去活动能力的残疾人, 或是患有肌肉萎缩或运动神经元损伤类疾病的患者。他们意识清醒、思维正常, 但由于连接大脑与肌肉的神经通道受到了损伤, 他们的肌肉无法接收来自大脑运动系统所发出的运动指令, 所以无法进行正常的运动, 给他们的日常生活带来了极大的困难。为了提高这类患者的生活质量, 医疗康复领域的研究人员一直在不断尝试各类康复治疗方法。

近年来, 随着计算机科学与技术的不断发展, 人工智能得到了越来越多的研究。脑机接口研究作为近年来热门的研究课题, 也取得了不小的进步。简单来说, 脑机接口建立了一条连接大脑与计算机等外部设备的通路, 使我们可以通过由脑电信号转化而来的命令直接控制外部设备。脑机接口的这一特点, 给患者的医疗康复提供了新的思路和方案: 绕开大脑与肌肉之间已经受到损伤的通路, 利用脑机接口, 在大脑与外部设备之间重新建立一条通路, 使用脑电信号采集设备采集患者的脑电信号, 经过预处理、特征提取、特征分类等步骤, 将脑电信号转化为计算机指令, 从而实现大脑与外部设备的直接控制和交互, 用外部设备替代肌肉与肢体的功能。

在众多类脑机接口系统中, 运动想象脑机接口属于自发型脑机接口。患者在大脑中想象某些肢体动作, 运动想象脑机接口系统采集并分析想象时的脑电信号, 识别患者的运动意图, 并将其转化为指令以控制外部设备执行相应的运动。可以说, 在传统医疗康复治疗方案没有取得较大突破的背景下, 运动想象脑机接口的出现给该类患者带来了希望。

实际上, 除了在医疗康复领域, 脑机接口还在其他许多领域得到了发展与应用。例如在教育培训领域, 借助教学辅助设备, 通过脑控机器帮助儿童进行认知训练; 在智能家居领域, 通过脑电信号控制电灯、音箱等, 实现遥控开关功能; 在大众消费和娱乐领域, 通过计算机设备为玩具、无人机、赛车等产品提供附加值, 同时也能够为消费者接近脑科学提供应用。

6.2 运动想象研究现状

从 2001 年第一届脑机接口大赛开始, 脑机接口领域就吸引了不少研究人员的目光。第二届和第三届脑机接口大赛分别于 2003 年和 2005 年成功举办, 吸引了世界各地越来越多的科研机构与研究人员参加。2008 年, 以 "验证脑机接口的信号处理和分类方法" 为主题的第四届脑机接口大赛成功举办, 与以往的大赛相比, 更新的、更具挑战性的问题得到了讨论和解决。

国外的高校与科研机构不断在该领域取得进步。以运动想象为例, Ates 等 [3] 使用 KNN 算法对左右手运动想象脑电信号进行分类, 最高分类准确率达到 81% 以上; Abdeltawab 等 [4] 使用 CSP 对运动想象脑电信号进行特征提取, 并使用 LDA 算法进行分类, 也获得了 80% 以上的分类准确率。随着研究的不断发展, 越来越多的方法被运用于脑电信号处理以及脑机接口的开发中。

Pfurtscheller 等 [5] 从 1991 年就开始关注运动想象脑电信号中的 α 节律和 β 节律, 之后成功从中提取了这两类节律并分类, 首次提出了事件相关同步概念。1997 年, Pfurtscheller 等对左右手运动想象脑电信号的分类正确率就达到了 85%。2000 年, Mason 等 [6] 基于运动想象脑电信号设计了一种低频异步开关, 通过 5 名受试者参与的实验任务对他们的方法进行了测试。受试者通过做快速弯曲食指的动作来移动受他们脑电信号控制的球, 以此击中计算机屏幕上另一个移动的球。从辅助运动区和初级运动区的电极对中采集双极性运动想象脑电信号, 使用基于双尺度的小波分析从信号中提取特征向量, 使用最近邻分类器对特征向量进行分类, 实验达到的命中率范围为 38% ~ 81%。2004 年, 美国的 Keirnt 等 [7] 对包含 5 种思维活动的脑电信号进行特征提取和分类, 其中两种思维活动的分类正确率可以达到 85.5%。2005 年, Shenoy 等 [8] 设计了基于运动想象脑电信号的脑机接口系统, 该系统利用动态贝叶斯网络推断在计划和执行动作期间大脑状态和身体状态的概率分布, 左右手运动任务的实验结果表明, 动态贝叶斯网络可以利用产生于动作之前的运动想象脑电信号来估计当前的大脑和身体状态。日本的 Matsunaga 团队 [9] 也在 2005 年通过运动想象脑电信号实现了对轮椅的简单启动和移动。德国柏林大学的研究团队通过二分类运动想象任务实现了字符选择器, 该研究为残疾人的交流提供了新思路 [10]。2016 年, 瑞士研究人员通过解析猴子的脑电信号刺激其腿部神经, 使猴子恢复了的行动能力。2018 年美国国防部高级研究计划局公布了他们研发的项目, 能够赋予飞行员借助思维同时操控多架飞机和无人机的能力。2019 年加州大学旧金山分校的脑机接口技术研究团队首次证明可以从大脑活动中提取人类对于某个词汇的深层含义, 并迅速转换为文本 [11]。

我国的科研工作者们也在脑机接口领域进行了深入的研究, 越来越多的高校成立脑科学相关研究团队。清华大学于 2017 年建立了脑与智能实验室, 主要从事脑科学与人工智能领域的交叉研究; 2018 年东南大学成立了脑科学与智能技术研究院, 致力于为全世界提供脑科学大数据资源, 将我国脑智能应用发展到国际领先水平。在众多科研机构与研究人员的共同努力下, 我国在脑机接口与脑科学领域取得了不少优秀成果。高上凯教授领导的清华大学脑机接口研究小组于 2007 年基于左右手和左右脚的运动想象脑信号控制机器狗完成了踢球动作。华南理工大学李远清研究团队 2010 年结合 P300、μ 节律和 β 节律实现了控制二维光标的脑机接口系统, 2012 年基于该系统又实现了对轮椅的控制 [12]。2015 年, 国防科技大学胡德文教授团队通过运动想象脑信号实现了对小轿车的启停等操作 [13]。天津大学孙彪等提出了一种自适应时空图卷积网络, 该网络可以同时充分利用脑电信号的时域特征和时域中的信道相关性, 该方法在分类质量和鲁棒性方面均优于最新方法 [14]; 东南大学徐宝国等 [15] 使用小波变换对脑电信号进行特征提取, 使用卷积神经网络对左右手运动想象脑电信号进行分类, 在使用二维卷积核时正确率达到了 85%。

6.3　运动想象脑电信号及其特征

运动想象脑电信号是人使用意识想象执行身体部位运动时产生的信号, 具体身体部位如左右手、左右脚、舌头等 [16]。在运动想象任务中, 肢体保持静止, 受试者想象肢体的某些运动, 通过数字脑电图仪, 能够采集想象过程中大脑皮层所产生的脑电信号。为了对左右手运动想象脑电信号进行识别与分类, 必须找到并提取运动想象脑电信号的特征。在目前的脑电信号研究中, 常见的脑电特征有: P300 事件相关电位、稳态视觉诱发电位 (Steady-State Visual Evoked Potential, SSVEP)、事件相关同步 (Event-Related Synchronization, ERS) 与事件相关去同步 (Event-Related Desynchronization, ERD)、慢皮层电位 (Slow Cortical Potential, SCP) 等。对于 P300 事件相关电位, 其峰值大约出现在事件发生后 300 ms, 相关事件发生的概率越小, 所引起的 P300 越显著。SSVEP 是指当受到一个固定频率的视觉刺激时, 人的大脑视觉皮层会产生一个连续的与刺激频率有关 (刺激频率的基频或倍频) 的响应 [17]。SCP 是皮层电位的变化, 持续时间为几百毫秒到几秒, 能反映皮质层的兴奋性。

运动想象脑电信号的来源是 μ 频段 (8 ~ 13 Hz) 与 β 频段 (14 ~ 30 Hz)。μ 频段产生于大脑皮层的运动区域, 是 α 频段的中央区, β 频段中的信号常与 μ 频段中的信号伴随激发。当人静止不动时, 大脑皮层同侧的运动区域处于静息状态, 此时 μ 频段与 β 频段的脑电信号的幅值处于较高位, 能量相对更强, 发生了事件相关同步。当人想象或者执行单侧肢体运动时, 大脑皮层对侧的运动区会被激活, 该区域的血流量增加, 代谢速度加快, 脑电波 μ 频段和 β 频段的脑电信号幅值降低, 能量也随之减小, 该现象被称为事件相关去同步。当人想象不同肢体运动时, 被激活的大脑皮层运动区域也不同, 最终表现为不同的能量分布 [18]。对于运动想象脑电信号研究而言, ERD 现象和 ERS 现象有着很重要的意义。当受试者执行运动想象任务时, 以左手为例, 受试者想象自己的左手运动, 此时其左侧大脑皮层中的感觉运动区, 即频段在 8 ~ 13 Hz 和 14 ~ 30 Hz 的脑电信号能量会增加, 这就是 ERS 现象的发生; 而与此同时, 该受试者右侧大脑皮层中的感觉运动区, 这两个频段的脑电信号能量会减少, 发生了 ERD 现象。因为这两个频段的能量在进行运动想象时会有明显的上升或下降现象, 所以在进行运动想象研究时, 选择这两个频段作为研究对象会有较好的效果 [19]。基于这一原理, 运动想象脑电信号能够应用于脑机接口中, 帮助有肢体运动障碍的群体完成康复训练或者辅助进行简单的肢体行为。

Peters 等 [20] 提出了一种量化方法, 通过能量变化的百分比量化分析计算 ERD 和 ERS:

$$\frac{ERD}{ERS} = \frac{A - R}{R} \times 100\%$$

式中, A 表示运动想象之后 α 频段的能量值, R 表示运动想象之前 α 频段的能量值。二者之差为负时, 表明 α 频段能量下降, 也就是 ERD 现象; 反之, 能量上升, 为 ERS 现象。

6.4 实验范式设计

在进行脑电信号采集时, 我们希望能提高数据的可靠性, 所以, 如何设计实验范式以获得可靠的脑电信号数据是研究的关键问题之一。本章所使用的实验范式以 2008 年脑机接口大赛数据集 2b 的实验范式为基础, 进行了部分改动, 从增强视觉刺激与延长想象时间两个方面提高数据的质量。

首先, 有研究人员发现, 使用更生动的视觉提示以增强视觉刺激, 能在一定程度上加强受试者的想象。使用箭头作为视觉提示较为抽象, 不利于受试者想象具体的肢体动作, 这里使用左手推门与右手推门的动画作为视觉提示, 给受试者提供更具体、生动的画面, 供受试者进行想象, 希望受试者能更快地在大脑中形成具体的肢体运动想象画面, 提高运动想象时脑电信号的强度。

其次, 一些研究人员在自行采集运动想象脑电信号时发现, 在一段运动想象时间中, 开始几秒内的运动想象脑电信号的特征比之后的脑电信号特征要弱。这是由于受试者刚开始进行运动想象, 尚未完全进入运动想象的状态, 所以运动想象所对应的脑电信号特征不够明显。为了得到质量更高的脑电信号, 在实验中适当延长受试者进行运动想象的时间, 同时将运动想象时间中前 3 s 的脑电信号舍弃。同时, 由于想象时间的延长, 受试者有可能在运动想象的末期产生疲劳, 故舍弃最后 2 s 的运动想象脑电信号, 只取运动想象中间段的信号进行分析处理。

通过对视觉刺激与运动想象时间两个方面的改进, 形成了本章所采用的运动想象实验范式, 如图 6.1 所示。

实验开始的前 3 s, 受试者注视屏幕中心的十字标志, 以集中注意力。在第 3 s 播放短暂的蜂鸣声, 提示受试者准备开始实验。在第 4 ~ 8 s 播放左手推门

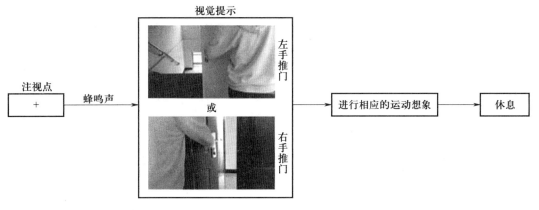

图 6.1　运动想象实验范式

或右手推门的动画作为视觉刺激, 提示受试者接下来将进行左手或右手的运动想象。在第 9 ~ 19 s, 受试者根据提示进行 10 s 的左右手运动想象任务, 则完成一次想象。每次实验共包含左右手各 5 次运动想象, 每次想象完成后, 受试者有 1.5 s 的休息时间, 在前 5 次想象与后 5 次想象之间有 30 s 的休息时间。

采集得到的原始脑电信号如图 6.2 所示。

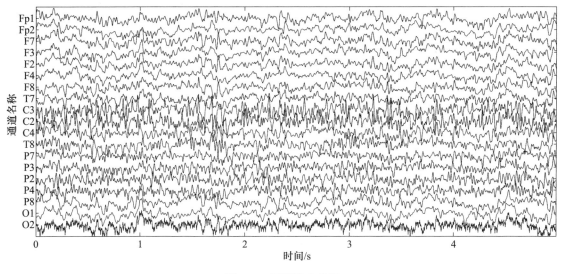

图 6.2　原始脑电信号

6.5　运动想象脑电信号的处理方法

6.5.1　预处理

脑电信号中的噪声主要包含实验中的工频干扰以及受试者自身的眨眼、吞咽、咬牙和扭动等生理活动。肌肉的电压量级比 EEG 的电压量级高很多, 由于眼睛距离头皮较近, 所以对头部会产生影响较大的伪迹。这些肌电伪迹的频率通常较高, 都处在大于 40 Hz 的高频部分, 运动想象信号的有用部分通常处在小于 40 Hz 的低频部分, 所以通常使用带通滤波的方法去除肌电伪迹和 50 Hz 的工频。

独立成分分析 (ICA) 法也是预处理中的常见方法, 该方法能够将脑电信号中所包含的各种成分独立地分离开来, 通过对各成分的独立分析, 判断哪些成分为有用信号, 哪些成分为噪声信号, 由此可将噪声信号去除。利用 ICA 法进行脑电信号的成分分析示例如图 6.3 所示。此外, 主成分分析 (PCA) 和共同平均参考 (Common Average Reference, CAR) 等方法也都是预处理中常见的方法。

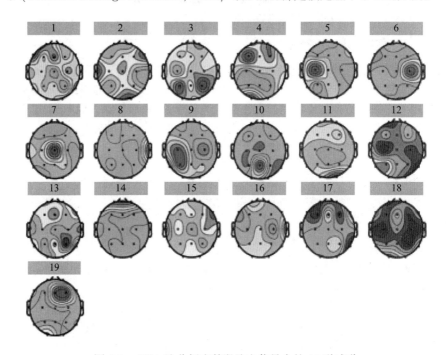

图 6.3　ICA 法分析出某段脑电信号中的 19 种成分

对原始脑电信号进行预处理, 是为了去除非脑电伪迹、与运动想象无关的脑电信号以及其他噪声。本章预处理环节采用的是带通滤波和独立成分分析, 通过它们来提高脑电信号的信噪比, 为特征提取与分类做准备。

研究运动想象脑电信号最常用的特征为 ERS 与 ERD, 即执行单侧肢体运动想象时, 同侧大脑 α 波和 β 波幅值增大, 对侧大脑 α 波和 β 波幅值减小。α 波的频率范围为 8 ~ 13 Hz, β 波的频率范围为 14 ~ 30 Hz。基于此, 我们对脑电信号进行 8 ~ 30 Hz 的带通滤波, 保留 α 波和 β 波所在频率范围内的脑电信号, 其他频段的脑电信号与所需的特征无关, 可以删除。此外, 还需要使用 50 Hz 的陷波器以消除工频干扰。这里所使用的带通滤波器和陷波器的幅频特性曲线与相频特性曲线如图 6.4 所示。

滤波后的脑电信号需要进行独立成分分析, 将信号中的各个成分区分开来, 并判断哪些成分属于所需的信号, 哪些成分是噪声信号, 最后将噪声信号对应

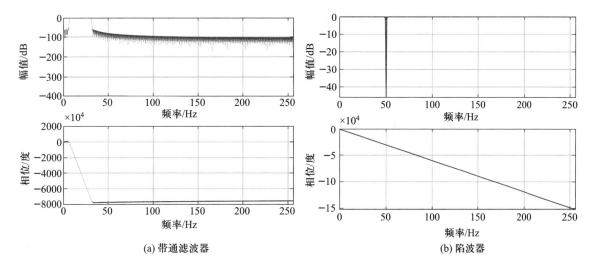

(a) 带通滤波器   (b) 陷波器

图 6.4　带通滤波器和陷波器的幅频特性曲线与相频特性曲线

的成分删除。在本章中, 脑电信号被分为 19 个独立的成分。在独立成分分析过程中, 有可能出现某些脑电信号成分难以判断的情况, 则该成分一般不予删除, 以免丢失脑电信号中有用的特征。

6.5.2　特征提取

经过预处理之后的数据特征还是不明显, 还需要对 EEG 数据进行特征提取, 将信号中有用的特征通过算法提取出来, 实现数据的降维, 提高运算速度。目前针对 MI 信号的特征提取主要包括以下 4 个方面。

(1) 时域: 时域分析是较早使用的特征提取方案, 常见的特征提取方法包括: 峰值检测、直方图分析及方差分析等。

(2) 频域: MI-EEG 的 ERD/ERS 现象就是频域上的特征, 所以针对 EEG, 频域分析法是非常有效的一种分析方法。常用的频域分析法包括功率谱、傅里叶变换等。

(3) 时频域: MI-EEG 的时频分析既能在时域上分析信号, 同时也能把 EEG 频域的特征提取出来。短时傅里叶变换 (Short-Time Fourier Transform, STFT) 和小波变换是较常用的方法。

(4) 空间域: 脑电信号是一个基于国际 10–20 电极排布系统采集的多导联信号, MI 的 ERD/ERS 现象体现了空间分布的不同, 因此通过对 EEG 的空间分布信息进行分析是一种有效的方法, 如 CSP 算法。

在特征提取环节, 希望更精确地提取脑电信号中所包含的特征。对于 α 波和 β 波等脑电基本节律, 可以直接采用 FFT 等方法分析其 PSD, 从频域中提取其特征, 但该方法丢失了脑电信号的时域信息, 也不能直接利用多通道脑电信号之间的相关信息。现代谱估计技术中的自回归模型也常用于特征提取, 该方法处理简单, 所得到的频谱较平滑且分辨率高, 但它对眼动信号和肌电信号等噪声的干扰十分敏感。

此外, 为了同时在时域和频域分析脑电信号的特征, 可以运用短时傅里叶变换或小波变换进行时频分析。通过时频分析, 可以得到信号的时频图, 并由时频图分析信号的特征。对于 STFT, 窗口的宽度决定了时间分辨率和频率分辨率, 窗口越宽, 频率分辨率越高, 时间分辨率越差, 二者无法同时满足。小波变换是一种能够进行多尺度分析的时频分析方法, 比短时傅里叶变换有更大的优势。

在选择小波函数时, 通常希望在分析时间序列时获得平滑的连续小波振幅, 因此非正交波函数是合适的。东南大学徐宝国等 [15] 在使用小波变换对运动想象脑电信号进行特征提取时, 使用 db4、sym4、cmor3-3、haar 4 种小波函数进行对比。在使用相同卷积神经网络作为分类器的前提下, 使用 cmor3-3 小波 (Morlet 小波的一种) 时, 能获得最高的分类准确率: 使用双通道 (C3、C4) 脑电数据时准确率为 92.75%; 使用三通道 (C3、Cz、C4) 脑电数据时准确率为 83.50%。此外, 基于 cmor3-3 的小波变换, 其时频图在频域上更加集中, 这更有利于进行特征分类 [21]。这里采用 Morlet 小波中的 cmor3-3 小波作为小波函数。其中, 3-3 表示小波函数的带宽为 3 Hz, 中心频率为 3 Hz。Morlet 小波可以用式 (6.5.1) 表示, 其时域波形图如图 6.5 所示。

$$\psi(t) = Ce^{\frac{t^2}{2}}\cos 5t \tag{6.5.1}$$

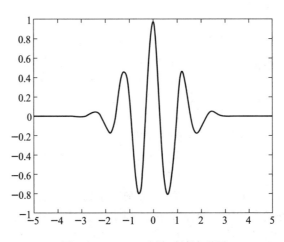

图 6.5　Morlet 小波时域波形图

有部分研究在使用小波变换进行信号的特征提取时, 除 C3 和 C4 通道外, 还将 Cz 通道的脑电信号加入, 作为脑电信号幅值升高或降低的参考。徐宝国等人在研究中发现, 在使用相同分类器的前提下, 无论使用何种小波函数进行小波变换, 使用双通道作为特征的分类正确率均比使用三通道的分类正确率要高, Cz 通道的引入反而会增加特征中的噪声, 最终导致分类正确率的降低 [15]。

6.5.3　特征分类

提取出 EEG 的特征之后, 需要借助不同的分类算法来对信号进行分类, 从而得到控制指令来控制外部设备。在特征分类环节, 我们希望不断提高识别分类的准确率, 分类算法的准确程度直接影响 BCI 系统的效果。

近年来, 深度学习技术快速发展, 卷积神经网络作为深度学习的代表算法之一, 已经在计算机视觉以及自然语言处理等领域得到广泛应用且取得了丰富的成功。目前, 也有越来越多的科研人员将 CNN 应用于脑电信号的识别分类。

一个完整的 CNN 一般包含输入层、隐藏层和输出层。其中, 隐藏层包括卷积层、池化层以及全连接层。输入层用于输入待处理数据, 可以是一维或多维数据。若输入数据为彩色图像, 则为三维数据, 即平面图像上像素点的位置信息以及 RGB 通道信息。输入层之后是卷积层, 卷积层主要对数据进行卷积运算, 作用是学习并提取输入数据所具有的特征。卷积层的 3 个参数: 卷积核大小、步长以及填充方式共同决定了卷积层输出数据的大小。卷积层中还需要选择一个激活函数, 目的是在网络中加入非线性因素, 使 CNN 能更好地解决较为复杂的非线性问题。CNN 中常用的激活函数有: Sigmoid 函数、tanh 函数、线性整流函数 (Rectified Linear Unit, ReLU) 及指数线性单元 (Exponential Linear Unit, ELU) 等。在卷积层进行特征提取后, 输出的特征图会被传递至池化层进行特征选择和信息过滤, 即在提取特征的同时对特征进行压缩以减小数据量, 降低网络的计算复杂度。池化层由池化大小、步长以及填充方式 3 个参数控制。CNN 中常用的池化方式有最大池化和平均池化, 最大池化在每个池化区域中寻找最大值作为输出, 而平均池化则计算每个池化区域的平均值作为输出。池化层之后将是全连接层, 其作用是实现从特征到各类别的映射, 或者说, 将所有的特征连接起来后送给分类器进行分类。最后是输出层, 得到的是特征的分类结果。通过各层之间的组合与连接, 就能构建出不同的 CNN 结构。

表 6.1 展示了部分算法在运动想象任务中的分类准确率, 可以看到采用不同算法进行运动想象任务的分类准确率均达到了 80% 以上, 其中使用小波变换和卷积神经网络算法达到了较高的分类效果, 使用 AR 和 LDA 相结合的算法也能获得较好的分类效果。

表 6.1　部分算法运动想象任务的分类准确率汇总

作者	算法	分类准确率
Ates 等 [3]	k 近邻算法	81% 以上
Abdeltawab 等 [4]	共空间模式和线性判别分析法	80% 以上
Pfurtscheller [5]	提取 μ 节律和 β 节律, 事件相关同步分类器	85%
Mason 等 [6]	基于双尺度小波的小波分析和最近邻分类器	81%
Xu 等 [15]	小波变换和卷积神经网络	86%
Akash 等 [21]	AR 和 LDA 相结合	84%

6.6 小结

运动想象脑电信号是指人在脑中模拟肌肉活动时产生的脑电信号。运动想象脑电信号具有许多特征,如高频脑电活动和低频脑电活动的比例变化、脑电信号的瞬态性变化等,这些特征可以用来识别人的运动意图,并作为辅助工具来改善人的生活质量。近年来,运动想象脑电信号在神经工程、医学和人工智能等领域受到了广泛关注。

在神经工程领域,运动想象脑电信号被广泛用于 BCI 研究中。BCI 是一种将人的大脑信号与外部装置相连接的技术,可以用来帮助残疾人控制辅助器具或机器人等。通过分析运动想象脑电信号,可以更准确地识别残疾人的意图,从而提高 BCI 系统的使用效果。此外,运动想象脑电信号还被用于辅助治疗脑损伤后遗症、帮助儿童学习动作等。在医学领域,运动想象脑电信号被用于研究人的运动功能、运动恢复过程等。医生可以根据患者的脑电信号了解患者脑部运动功能的恢复情况,并制定相应的治疗方案。此外,运动想象脑电信号也被用于研究帕金森病、脑卒中后遗症等疾病的治疗。在人工智能领域,运动想象脑电信号帮助人工智能系统更准确地识别人的意图,从而提高人机交互的效率。

鉴于运动想象的丰富应用场景和研究意义,多个国家的研究人员都对该课题投入了很大的精力并且取得了很多重要的成果与突破。从运动想象的研究流程来看,首先要根据应用场景搭建合适的实验范式,如本章根据识别左右手运动想象目标所设计的开关门的实验范式;其次对采集到的原始信号进行预处理以消除来自身体和环境的干扰信号,本章用到的预处理手段包括滤波和独立成分分析;最后根据运动想象脑电信号所呈现的特点比如低频的能量变化和 ERS 与 ERD 现象,选择合适的特征提取方法,包括时域、频域、时频域、空间域等及具体参数,本章所用到的特征提取方法为时频域的小波变换。

运动想象是一个广泛研究的课题,对于目前的研究来讲,尚处于发展阶段,距离能够普遍应用还需要时间。随着研究的不断深入,运动想象脑电信号在改善人类生活质量、帮助治愈疾病等方面将发挥更大的作用。

参考文献

[1] 赵吉省, 丁艳, 朱海玲, 等. BECT 患儿共患 ADHD 的锌、钙水平变化及发病相关因素分析[J]. 潍坊医学院学报, 2022, 44(1): 34–37.

[2] 李渔樵. 经颅磁刺激个性化感应电场建模与预测的研究[D]. 天津: 天津大学, 2019.

[3] Ates O K, Aydemir O. Classification of EEG signals recorded during imagery of hand grasp movement[C]// 2020 Medical Technologies Congress, Antalya, 2020: 1–4.

[4] Abdeltawab A, Ahmad A. Classification of motor imagery EEG signals using machine learning[C]// 2020 IEEE 10th International Conference on System Engineering and Technology, Shah Alam, 2020: 196–201.

[5] Pfurtscheller G, Da Silva F L. Event-related EEG/MEG synchronization and desynchronization: basic principles[J]. Clinical Neurophysiology, 1999, 110(11): 1842–1857.

[6] Mason S G, Birch G E, et al. A brain-controlled switch for asynchronous control applications[J]. IEEE Transactions on Biomedical Engineering, 2000, 47(10): 1297–1307.

[7] Keirn Z A, Aunon J I. Man-machine communication through brain-wave processing[J]. IEEE Engineering in Medicine and Biology Magazine. 1990, 9(1): 55–57.

[8] Shenoy H V, Vinod A P. An iterative optimization technique for robust channel selection in motor imagery based Brain Computer Interface[C]// IEEE International Conference on Systems, Man, and Cybernetics, Saint John, 2014: 1858–1863.

[9] Tanaka K, Matsunaga K, Wang H O. Electroencephalogram-based control of an electric wheelchair[J]. IEEE Transactions on Robotics, 2005, 21(4): 762–766.

[10] Keirn Z A, Aunon J I. Man-machine communication through brain-wave processing[J]. IEEE Engineering in Medicine and Biology Magazine, 1990, 9(1): 55–57.

[11] David A M, Leonard M K, Makin J G, et al. Real-time decoding of question-and-answer speech dialogue using human cortical activity[J]. Nature Communications, 2019, 10(1): 3096.

[12] 刘甜, 李远清, 王洪涛, 等. 基于超声波传感器的脑控轮椅避障系统的研究[J]. 计算机测量与控制, 2012, 20(9): 2393–2395.

[13] 胡德文. Brain Connectome and Brain-computer Interface[C]// 2015 年中国自动化大会, 2015.

[14] 孙彪, 郝晓倩, 李勇, 等. 面向速度想象脑机接口的双模态时空特征融合方法[J]. 信号处理, 2023, 39(8): 1408–1418.

[15] Xu B G, Song A G. Pattern recognition of motor imagery EEG using wavelet transform[J]. Journal of Biomedical Science and Engineering, 2008, 1(1): 64.

[16] 张发华. 基于柔性针式干电极的头发区域多通道脑电信号采集与伪迹自动去除技术研究[D]. 广州: 华南理工大学, 2018.

[17] 黄峤. 深度学习在脑电信号分类中的应用与特征分析[D]. 南昌: 南昌大学, 2021.

[18] 魏昊志. 基于神经网络的运动想象脑电信号分类研究[D]. 北京: 北京交通大学, 2021.

[19] 罗志增, 周镇定, 周瑛, 等. 双树复小波特征在运动想象脑电识别中的应用[J]. 传感技术学报, 2014, 27(5): 575–580.

[20] Peters B O, Pfurtscheller G, Flyvbjerg H. Automatic differentiation of multichannel EEG signals[J]. IEEE Transactions on Bio-medical Engineering, 2001, 48(1): 111–116.

[21] Raja P D A , Akash D , Kumar S J P , et al. Feature extraction and classification of EEG signal based anomaly detection and home automation for physically challenged/impaired people using neurosky mindwave headset[C]// AIP Conference Proceedings, Chittoor, 2020: 63–74.

第 7 章

大脑专注力的训练与脑控驱动系统的应用

7.1 大脑专注力的训练

专注力是认知活动的动力功能。个体的认知活动包括听知觉、视知觉、记忆、思维、想象、执行、反馈等,都需要专注力的参与。认知活动得以顺利开展的推动力正是专注力,良好的专注力是大脑进行认知活动的基础。大脑通过专注力才能感知外部世界、接受外界的信息。识别专注力水平、实现专注力训练对很多人具有重大意义: 对学生来说,是否有较高水平的专注力将会直接关系到其学习效率和学习成绩; 对高危作业人员而言,专注力直接关系到其生命安全; 对注意力缺陷多动症 (Attention Deficit and Hyperactivity Disorder, ADHD)、抑郁症等患者,进行专注力训练可以更好地帮助其进行康复治疗; 对于老年人等行动不便的人来说,脑机交互系统带来了便利,但是专注度不高或无法长时间维持高度专注状态会影响脑机交互的应用与反馈,导致效率低下等状况。

大脑是思维活动的中心,各器官所发来的外界信号在大脑的各个区域产生刺激,形成指令和思维。在这个过程中神经元会产生电活动,这些电活动可以通过头皮电极记录下来,得到脑电信号 (EEG),EEG 中包含了多种信息 [1]。研究发现,人类在思考过程中不同脑部活动会引发不同的脑电波,根据其频率由低到高可分为 δ 波、θ 波、α 波和 β 波。大脑活动活跃时,会产生 α 波; 当紧张时,会产生 β 波; 当困倦时,会产生 θ 波; 当深度睡眠时,则会产生 δ 波。值得关注的是,通过对不同脑电波的测量可以了解人在学习过程中的脑部活动,如 θ 波和 α 波振荡预示着有效的长期记忆编码,α 波产生较多的时候代表人学习与思考处于一种较佳状态 [2]。大量的研究证明: EEG 能反映个体在知觉认知、情绪情感、行为技能上的变化,其与人类的专注力有着密切的关系。因此,可以利用 EEG 技术研究专注力训练。

7.1.1 专注力的训练方法

专注力的训练方法可分为认知行为干预、感觉统合训练及脑电生物反馈治疗。

首先是认知行为干预。认知和行为相互关联, 认知决定行为, 行为又会影响认知。认知行为干预, 顾名思义是认知疗法结合行为疗法, 从而改正人的认知过程和行为。现代认知行为治疗是在 1950 年 Ellis 发明的理性情绪疗法 (Rational-Emotive Therapy, RET) 的基础上发展起来的。在 20 世纪 50 年代, 它被称为 ABC 治疗, 后来改名为 RET。20 世纪 60 年代, Beck 采用认知疗法治疗抑郁症。认知行为疗法被广泛承认是在 20 世纪 70 年代, 之后因为行为治疗理论和实践的深化而得到快速发展 [3]。现在, 认知行为干预疗法应用于从刺激反应行为到形成和控制复杂的认知模式等各个方面。以下是几种常见的认知行为干预疗法。

(1) 理性情绪行为疗法

理性情绪行为疗法 (Rational Emotive Behavior Therapy, REBT) 旨在为患者提供不同的解释体系, 其前提是: 治疗本身不能令人心情烦乱, 心情低落是因为个体通过语言、信仰体系, 以及对世界、自己及他人的态度而形成消极的看法。该疗法用于治疗抑郁、焦虑、臆想症和创伤后应激障碍 (Post-Traumatic Stress Disorder, PTSD) 等疾病。

(2) 辩证行为疗法

Marom 于 2003 年提出辩证行为疗法 (Dialectical Behavior Therapy, DBT), 以佛教冥想为哲学根基, 包括正念目标、痛苦的耐受性、人际作用和情绪管理等。典型的 DBT 有个体治疗和团体治疗。个体治疗通常专注于个人的治疗, 而团体治疗会经常利用个体治疗时的正念、容忍痛苦、人际效能和情绪调节来进行实践训练 [3]。辩证行为疗法用于治疗边缘型人格障碍、情绪障碍、自杀倾向、进食障碍以及药物滥用等。

(3) 模式集中治疗 [3]

模式集中治疗的前提假设是: 当个体童年的基本需求 (如归属感、安全感和爱) 未被满足时, 会发展出错误的世界观, 以适应不良的早期模式。模式集中治疗最初的目标是分析边缘型人格障碍患者所经历的事件和症状的联系, 现在主要用于改善会引起不适应模式的不健康行为习惯和应对机制。

(4) 多模态疗法

多模态疗法针对个体的每个人格维度有不同的治疗方法, 但主要是利用认知行为疗法。Lazarus 将这种治疗模式缩写为 BASIC ID, 每个字母代表不同的模式: B (Behavior) 代表行为; A (Affect) 代表情感; S (Sensation) 代表 5 种感觉; I (Imagery) 代表意象 (表象、自我印象); C (Cognition) 代表认知 (用语言思考、信仰、态度、观点、思维风格); I (Interpersonal relationships) 代表人际关系 (一个人如何与他人相处); D (Drugs and biology) 代表药物和生物本能 (物质、睡眠、运动、药物、一般健康、饮食) [3]。

认知行为干预疗法主要用于 ADHD 儿童的治疗, 结合儿童的生理状态、心理状态与社会背景, 让儿童参与不同的任务和游戏, 从而达到对 ADHD 儿童治疗的目的。事实证明, 认知行为干预确实能达到一定的效果, 但存在较大的标准差, 效果也很难判定。

其次是感觉统合训练。感觉统合训练这种治疗方法最初由美国神经心理学家 Ayres 提出。人类所接触的各种感觉刺激和触觉信息都会对我们的认知产生影响, 感觉统合训练就是要让儿童在训练的过程中将各种感觉协调起来, 增加儿童的触觉、平衡觉、本体感觉及视听能力。感觉统合失调在儿童时期表现为严重的注意力不集中，ADHD 儿童中有 83.4% 伴有感觉统合失调[4]。在感觉统合训练过程中，儿童为了专心完成任务，将注意力集中起来，有效改善了儿童的注意力缺陷，并让他们不那么容易冲动。不仅如此，此训练还能提高语言能力、逻辑能力以及部分学科成绩。

最后是脑电生物反馈治疗。生物反馈疗法将正常属于无意识的生理活动置于意识控制之下，通过生物反馈训练建立新的行为模式，实现有意识地控制内脏活动和腺体分泌。由于此疗法训练目的明确、直观有效、指标精确，而且无任何痛苦和副作用，深受患者欢迎。脑电生物反馈即神经反馈治疗，是在生物反馈的基础上发展起来的，与一般生物反馈不同的是，该技术最终效应器官不是血管或内脏，而是大脑活动自身，经过治疗，调整大脑的功能，安全性更高，治疗效果更加显著。但是人体脑电波活动千差万别，即使是同一个人在不同环境、情绪下其各项参数也是不同的，因此在治疗多动症、抽动症等发育行为疾病过程中，治疗方法也应因人而异，实施个体化治疗，才能针对不同类型的患者选择合适的治疗方案。

脑电生物反馈治疗技术的发展经历了一个漫长的过程: 1924 年，脑电生物反馈治疗法被德国医学人员首次提出; 1934 年，英国剑桥大学 Adrian 和 Mathews 第一次神经反馈实验成功; 1958 年，美国芝加哥大学 Joe Kamiya 博士 α 波神经反馈训练实验成功; 1968 年，美国生物反馈学会成立; 1971 年，美国加利福尼亚大学 Barry Sterman 博士用神经反馈训练癫痫患者; 1973 年，美国芝加哥大学 Elmer Green 博士 θ 波神经反馈训练成功; 1975 年，美国田纳西大学 Joel lubar 博士用神经反馈成功训练了学习障碍儿童; 1990 年，美国心理学者 Eugene Peniston 博士用神经反馈治疗药物中毒者和毒品中毒者; 2001 年，韩国精神科学研究所朴炳云博士开发了最早的携带式大脑反馈系统 Neuroharmony; 2002 年，北京医科大学精神卫生研究所首次将大脑生物反馈治疗仪引入国内，从此脑电生物反馈治疗在国内迅速发展。目前，这种治疗已经应用于脑外伤、偏头痛、癫痫、抑郁症和创伤后应激障碍等。

脑电生物反馈治疗前要将电极附加到特定的头皮位置，典型的脑电信号模型主要依赖于观察脑电信号的频率，根据意识状态和精神活动脑电波会随时变化，具有一定的规律: δ 波是最慢的脑电波，它与深层次放松和恢复性睡眠有关，不规则的 δ 波与认知困难及保持意识的问题都息息相关; θ 波普遍存在于个体昏昏欲睡和精神恍惚的时候; α 波出现在清醒、放松的状态; β 波是一种警觉的、活跃的、注意力高度集中的状态; 在 α 波和 β 波之间还有一种代表注意力状态的 SMR 波。

根据不同的脑电信号模型，脑电生物反馈训练可以平衡 ADHD 儿童的注意力不集中和活跃/冲动症状，通过增加 β 波的出现次数并减少 θ 波的出现次数，来提高 ADHD 儿童的注意力水平，延长集中注意力的时间。大量研究和临床治疗表明，脑电生物反馈训练可以有效改善很多 ADHD 儿童的核心症状，治疗效果比较显著。目前对于脑电生物反馈训练正常儿童专注力的研究比较少。

此外，还有舒尔特方格和自生训练法。舒尔特方格是美国神经心理医生舒尔特发明的一种用于训练专注力的游戏，普遍用于飞行员、航天员的训练，这种训练方法也可以用来检测注意力水平的高低。舒尔特方格是由 $n \times n$ 个数字格子组成的正方形表格, 练习者从 1 开始依次点击页面上所有的数字, 点击完毕即为胜利。例如, 在一张 4×4 的正方形表格中杂乱排列着数字 $1 \sim 16$, 受训者需要在尽可能短的时间内按顺序点击各个数字, 同时记录每次训练的用时。练习的时间越长, 所需的时间会越短。同时, 也可以通过给每个方格设置不同的颜色和添加背景音乐等方式来提高训练的难度。

自生训练是指练习者按照自己的意愿, 使自身产生某种生理变化的一种训练方法。它巧妙地将中国的气功和国外的瑜伽结合在一起, 也称为集中注意力锻炼。自生训练和生物反馈训练的显著区别就在于它不使用反馈信号, 主要靠自身的 “意念” 使体内产生生理变化。自生训练主要分为生理方面、心理方面和动作方面 3 种。

生理方面的自生训练主要通过意识来控制某一身体组织的活动, 从而提升注意力水平。例如: 关注腹部的活动来调节气息, 或者关注走路、眨眼等活动来提高专注力水平。

心理方面的自生训练方法很多, 例如: 观察一个杯子的外部特征, 然后闭眼想象其轮廓, 直至这个杯子完全呈现在脑海中。要最大可能地发挥训练效果, 切忌产生消极情绪, 应保持冷静。

动作方面的自生训练旨在将注意力和个人行为习惯联系起来, 专注于正在进行的动作, 从而训练注意力。例如: 走路时将注意力放在双脚的运动上, 整个过程要有意识地进行, 从而提高注意力的稳定性和集中性。

最后是经颅直流电刺激 (transcranial Direct Current Stimulation, tDCS) 法。这是一种非侵入性的利用恒定、低强度直流电 ($1 \sim 2$ mA) 调节大脑皮层神经元活动的无创脑刺激技术。tDCS 通过电极经过头皮向颅内特定区域输入电流, 颅内电流会提高或降低神经元细胞的兴奋性 (取决于输入电流的极性), 此兴奋性的提高或降低可引起大脑功能性改变, 可以用来治疗疾病或者研究大脑的功能。目前, 经颅直流电刺激已经广泛应用于改善患者临床症状、提升健康人认知等领域。研究表明, 短期经颅直流电能够刺激大脑释放多巴胺, 提升健康被试者的注意力水平 [5]; 长期重复的经颅直流电刺激干预可以产生累积效果 [6]。

7.1.2 专注力的检测方法

目前专注力的检测方法主要有以下 4 类:

(1) 仪器测量法: 通过脑电图仪器检测不同脑电波频段的波形, 并将波形图像转换成患者可以看懂的显示方式。这种方法需要医院的专业人员测量, 结果准确。

(2) 量表分析法: 通过各种专注力检测量表进行检测, 测量方便, 可以自行操作, 但是其结果与受试者状态密切相关, 不够精确。

(3) 注意测验法: 通过注意力划消实验、舒尔特方格等方法进行检测, 测量方便, 可以自行操作, 但结果在很大程度上与受试者的反应能力相关, 不够精确。

(4) 人脸识别方法: 通过分析对比两个不同时刻的五官特征, 得出受试者当前的专注力水平。此方法的算法复杂, 计算量庞大, 对硬件设备要求高。

7.1.3 专注力脑电信号的处理

首先需要进行脑电信号的预处理。脑电信号是随机的、非平稳信号, 容易受到各种伪迹的影响, 因此必须进行预处理以尽可能地去除干扰噪声, 提高信号的信噪比。

脑电信号的伪迹主要包括外在信号伪迹和内在信号伪迹。外在信号伪迹指由环境或物理因素产生的伪迹, 例如信号采集环境噪声、电极漂移和人体运动等产生的伪迹, 通常采用滤波器来去除。内在信号伪迹指由自身产生的伪迹, 例如眨眼、肌肉紧张等产生的伪迹, 因其频谱成分与脑电信号相似, ICA 可以有效地检测、分离和去除内在信号伪迹。

使用 MATLAB 的 EEGLAB 工具箱可以实现脑电信号伪迹的去除。第一步进行脑电信号预览, 去除明显的干扰信号。第二步进行带通滤波, 一般情况下取 0.1 ~ 30 Hz, 此时肌电已经基本去除。第三步运行 ICA, 查看头皮地形图 (图 7.1), 并逐一识别 ICA 成分, 根据经验去除干扰。

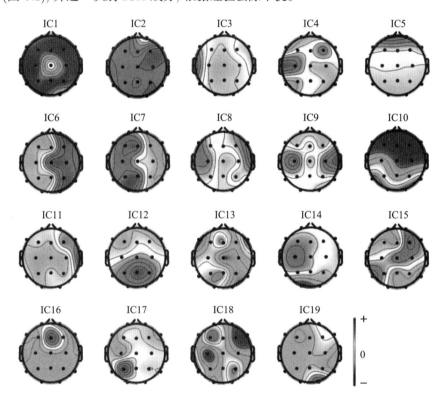

图 7.1 头皮地形图

图 7.2 所示为常见的眨眼成分, 该成分排序一般靠前, 在头皮地形图的前端分布; 在活动功率谱中, 低频能量较高。据以上信息可判断该活动为眨眼成分。

剔除眨眼成分前后的脑电信号波形如图 7.3 所示, 其中, 波动明显的曲线代表未剔除眨眼成分的脑电信号, 波动平缓的曲线代表剔除眨眼成分之后的脑电信号。(此处注意: 运行 ICA 后, 要保存当前数据再进行伪迹剔除操作, 保证剔

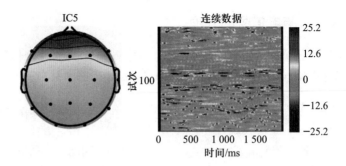

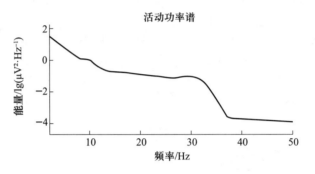

图 7.2　眨眼成分

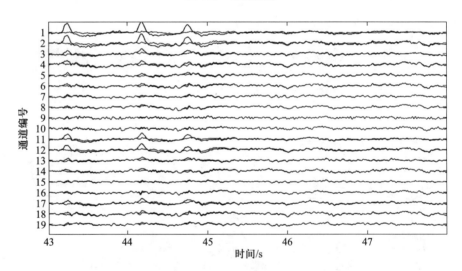

图 7.3　剔除眨眼成分前后的脑电信号波形

除不当时随时回到未剔除状态重新进行选择。)

其次进行特征提取。专注力脑电信号的特征提取方法主要包括时域分析、频域分析、时频域分析和非线性动力学分析。

最早使用的是时域分析方法,可以直接从较长时间的时域波形中进行特征提取,包括峰值分析、方差分析、相关分析等,其优点在于特征中具有全部的直观信息,因此一直沿用至今。

常见的频域特征有功率谱、功率谱密度和功率谱能量等。为了表征大脑的专注力水平，可以对频谱进行加权计算，也可以计算 θ 和 β 的能量比。但是，由于脑电信号的非线性和随机性，不同状态下脑电信号的能量较为接近，频域分析方法具有很大的局限性。

时频域分析方法在时域上展示信号的频率特性，可以描述信号的幅值和局部频率。常用的时频域分析方法有小波变换、Winger–Ville 分布、Choi–Williams 分布、Hilbert–Huang 变换及短时傅里叶变换等。其中，小波变换的时域分辨率和频域分辨率都优于其他方法，也常被用于专注力脑电信号的时频域特征提取，适用于少通道脑电信号。但小波变换只能对低频部分进行分解，小波包变换是小波变换的推广，具有任意多尺度的特点，可以同时分解低频和高频部分，更好地表征信号。

研究表明，大脑是一个非线性动力学系统，脑电信号可以视为系统的输出 [7]。熵可以描述信号的复杂度和规律性，常被用于脑电信号的非线性动力学方法中。近似熵是一种依赖较少的数据点度量序列复杂程度的非线性动力学指数，有较高的抗干扰能力，但其偏差较大，使用场景较少。样本熵 (Sample Entropy, SampEn) 是一种时间序列复杂度表征参数，是在近似熵的基础上改进得到的，拥有近似熵的全部优点，二者都是衡量时间序列的复杂性和维数变化时序列产生新模式概率的大小，概率越大，序列的复杂度越高，熵值就越大。样本熵无须对原始信号进行特征处理，且其分析效果优，适用于分析生物信号。

假定由 N 个数据组成时间序列 $x(n) = x(1), x(2), \cdots, x(N)$，其样本熵的计算过程如下：

(1) 按序号组成一组维数为 m 的向量序列，$X_m(1), X_m(2), \cdots, X_m(N-m+1)$，其中

$$X_m(i) = [x(i), x(i+1), \cdots, x(i+m-1)], \quad 1 \leqslant i \leqslant N - m + 1 \qquad (7.1.1)$$

(2) 定义 $X_m(i)$ 与 $X_m(j)$ 之间的距离是 $d[X_m(i), X_m(j)]$，则

$$d[X_m(i), X_m(j)] = \max_{k=0,1,\cdots,m-1}(|x(i+k) - x(j+k)|), \quad i \neq j \qquad (7.1.2)$$

(3) 给定一个阈值 r $(r > 0)$，统计 $X_m(i)$ 与 $X_m(j)$ 之间距离小于或等于 r 的数目，记作 B_i。对于 $1 \leqslant i \leqslant N - m$，定义 $B^m(r) = \dfrac{1}{N-m}B_i$，其对所有 i 的平均值为

$$B^m(r) = \frac{1}{N-m}\sum_{i=1}^{N-m}B_i^m(r) \qquad (7.1.3)$$

(4) 增加维数到 $m + 1$，统计 $X_{m+1}(i)$ 与 $X_{m+1}(j)$ 之间距离小于或等于 r 的数目，记作 A_i。对于 $1 \leqslant i \leqslant N - m$，定义 $A^m(r) = \dfrac{1}{N-m-1}A_i$，求其对所

有 i 的平均值为

$$A^m(r) = \frac{1}{N-m-1} \sum_{i=1}^{N-m} A_i^m(r) \tag{7.1.4}$$

(5) $B^m(r)$ 和 $A^m(r)$ 是两个序列在相似容限下分别匹配 m 个点和 $m+1$ 个点的概率, 将样本熵定义为

$$\text{SampEn}(m,r) = \lim_{N \to \infty} \left\{ -\ln \frac{A^m(r)}{B^m(r)} \right\} \tag{7.1.5}$$

(6) 当 N 为有限值时, 长度为 N 的序列的样本熵可估计为

$$\text{SampEn}(m,r,N) = \frac{A^m(r)}{B^m(r)} \tag{7.1.6}$$

最后, 将提取到的特征输入分类器进行分类识别。常见的分类器有机器学习和深度学习两种, 前者模型结构简单, 无需大量数据, 但是需要进行手动特征提取或选择; 后者通过深度神经网络完成特征表达, 从而将特征的需求降到最低。

专注力脑电信号分类中常用的机器学习算法是支持向量机 (SVM)。SVM 是在线性可分情形下给出的最优分类面, 其目的是找到一个最优超平面, 使得两种类别能被正确区分, 并且使分类的间隔最大化, 且间隔越大, 说明分类的效果越好。SVM 模型对数据不敏感, 模型的泛化能力强, 但只适用于小样本数据集, 不适用于大量数据和多分类问题。此外, 还有 KNN、随机森林和线性判别等方法, KNN 易实现, 新数据可随意加入, 但不适用于大数据量样本, k 值需预设定, 无自适应; 随机森林准确性高, 可处理高维数据, 对数据集的适应能力强, 但树多时训练的空间开销大, 噪声大时模型容易过拟合; 线性判别计算要求低, 适用于在线脑机接口系统, 既可降维又可分类, 但可能过度拟合数据。

分析专注力脑电信号常用的深度学习算法有长短期记忆网络 (LSTM) 和卷积神经网络 (CNN)。LSTM 在循环神经网络 (Recurrent Neural Networks, RNN) 的基础上进行了改进, 解决了 RNN 容易出现梯度爆炸或者梯度消失的问题。同时, 使用 LSTM 可以传递和表达长序列中的信息并且不会忽略长时间前的有用信息。CNN 是一种前馈神经网络, 包括输入层、卷积层、池化层、全连接层及输出层, 其中若干个卷积层和池化层交替设置, 卷积层主要用来提取特征, 通过卷积操作获取图像的局部区域信息; 池化层的主要作用是下采样, 缩小数据规模, 提高计算速度; 全连接层的主要作用是分类。CNN 在脑电信号分析领域运用非常广泛。

7.1.4 专注力训练的应用与脑电专注力检测

1. 专注力训练在教育领域的应用

专注力是学习的基础, 关系着学生的感知、记忆和思考, 学生在课堂上出现的注意力低下、精神涣散等现象, 已成为教育的一大顽疾, 严重影响教学质量。

同时, 青少年中精神疾病的发病率不断上升, 帮助学生训练专注力不仅有利于促进师生课堂互动, 提高学习成绩, 而且有利于促进学生的心理健康。

目前, 针对注意力训练的软件和设备初步成型的系统简要介绍如下。

(1) 波动脑是一款针对教育培训领域开发的集脑波采集、数据展示、生物反馈训练、效果追踪为一体的专业应用软件。配合 BrainLink 脑波传感器, 波动脑能够采集分析的信息包括大脑专注力、大脑放松度、大脑任务切换能力、记忆力和走神等情况, 只需要 9 min 的检测即可形成包含以上数据的大脑信息报告, 并提供对应能力提升的训练。波动脑包含一套完整的学员管理系统, 教师可以通过移动端应用或者电脑浏览器进行班级、学生的添加和管理, 并查看检测报告和训练进展。波动脑软件需要搭配 BrainLink 意念力头带系列硬件的配套应用, 支持 BrainLink Lite 和 BrainLink Pro 两款硬件。

(2) 佰意通脑电生物反馈训练系统通过 CUBand 脑波发带对大脑活动所产生的脑电信号进行采集和分析, 精确测量出专注力和自我调节放松力的大小, 并采用经过科学实验范式论证的游戏、音乐、图像等多种方式训练专注力和自主调节放松力。佰意通结合 MindSwitch 脑电交换机设备, 可实现多人脑电数据同步采集、多人同时参与团队测评和训练, 已广泛应用于中小学心理健康教育。

此外, 近年来一些文献研究了听古典音乐时脑电信号的变化情况 [8,9]。研究结果表明, 在听古典音乐时 α 波能量显著增加, 但并非所有的古典音乐都能有效地增加 α 波的能量 [10,11]。基于此, 我们利用 EEG 实验研究脑波音乐和重金属音乐对专注力的影响。实验采集 15 名大学生在静息状态、听脑波音乐和听重金属音乐 3 个状态下的脑电图信号。将数据进行 ICA 等预处理后, 通过小波变换对数据进行分解重构得到 α 波。研究对比发现: 脑波音乐可以有效地引起 α 波反应, α 波的强度增加; 重金属音乐对 α 波的影响较弱。当 α 波增加时, α 波段的强度增加, 这会使受试者的身心放松, 更快地进入阅读状态, 也就是说, 优美的音乐旋律可以让人心情平静, 减轻压力, 提高专注力。

2. 专注力训练在辅助治疗认知缺陷疾病领域的应用

2008 年, 陈宴等 [12] 对 30 名 ADHD 儿童进行了为期 3 个疗程的感觉统合训练, 实验结果表明, 受试者在接受训练后脑电异常率有了明显下降。2013 年, Johnstone [13] 利用专注于训练抑制控制和工作记忆的简单 2D 游戏在 ADHD 儿童身上取得了良好的效果。2019 年, Shereena 等 [14] 采用脑电神经反馈训练方式改善 ADHD 儿童的专注力水平, 同时利用行为测试等评估方法对训练效果进行评估, 实验表明脑电神经反馈训练能提高 ADHD 儿童的注意力。同年, Lim 等 [15] 利用 3D 游戏对 ADHD 儿童的持续性注意力进行干预和治疗。2021 年, 吴佳武等 [16] 提出一种针对 ADHD 儿童脑电生物反馈治疗的游戏系统, 该系统以脑电游戏作为主要训练手段, 通过设计儿童专注度计算指标和建立脑电游戏中的奖励反馈机制, 激发患者参与治疗的兴趣, 提高脑电生物反馈的治疗效果。近年来, 脑电神经反馈疗法由于无副作用, 已广泛用于 ADHD 的干预治疗。

3. 脑电专注力检测

利用脑电信号的特定特征, 结合机器学习技术, 能够实现专注力水平的检测[17]。这里展示一个脑电专注力检测的实例, 通过实验诱发受试者不同程度的专注力, 采集相关信号, 并利用脑电特征进行专注力检测。

14 名年龄在 20～24 岁的受试者参加了这项研究, 其中包括 6 名女性和 8 名男性。保留符合实验要求的原始数据, 以供进一步分析。4 种类型的注意力任务如表 7.1 所示。

表 7.1 4 种类型的注意力任务

	注意力状态	任务内容	任务说明
任务 1	高注意力	浏览和心算	浏览 10×10 的数字矩阵 ($1 \sim 100$ 随机分布, 不重复), 找出质数
任务 2	中等注意力	浏览	浏览提供的文本材料, 完成题目
任务 3	低注意力	分心	关注任务 2 中的文本, 思考与任务无关的事情
任务 4	非外部定向注意力	休息	试着放松, 什么都不想

每组实验的流程图如图 7.4 所示。实验结束时, 将实验内容与主观量表评分进行比较, 保留符合实验目的的脑电信号进行分析, 不匹配的脑电信号设为无效。每个受试者重复两组实验, 两组之间间隔 30 min。

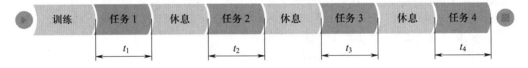

图 7.4 每组实验的流程图

脑电信号在采集过程中容易受到环境噪声和其他生理信号如眼电、肌电、心电等的干扰, 这些干扰信号与脑电信号混合在一起。为了提高脑电信号的信噪比, 需要在特征提取前对原始信号进行预处理。本实验中的预处理是使用 MATLAB 中的 EEGLAB 工具包进行的。在实验中, 采样率设置为 512 Hz。实验过程中电极接触良好, 阻抗低于 10 kΩ, 无不良通道。

首先, 使用 FIR 滤波器对原始信号进行带通滤波, 保留在 0.1～30 Hz 频率范围内的信号, 消除更高频率的噪声信号, 例如电源线干扰。其次, 手动选择并删除波形中明显的坏段。图 7.5 显示了脑电信号坏段去除前后的比较。最后, 使用独立成分分析从原始信号中去除低频干扰, 例如眼电伪迹、肌电伪迹和心电伪迹。在进行独立成分分析后, 手动识别并去除组件中的眼电和肌电等伪迹。图 7.6 显示了具有不同信号成分的主要脑电地形图和眼电伪迹。图 7.7 显示了预处理前后的脑电信号波形片段, 可以看出伪迹成分被去除, 波形变得平滑。

本实验提取的特征主要包括时域参数 (修正平均值、最大值、峰值差、均方根、标准差和裕量因子)、样本熵和能量比 (E_θ/E_{all}、E_α/E_{all}、E_β/E_{all})。θ 波、α 波和 β 波通过小波包分解与原始信号分离。与小波分析相比,小波包分析可以分析低频部分和高频部分, 使信号分析更详细。小波包分解示意图如图 7.8 所示。

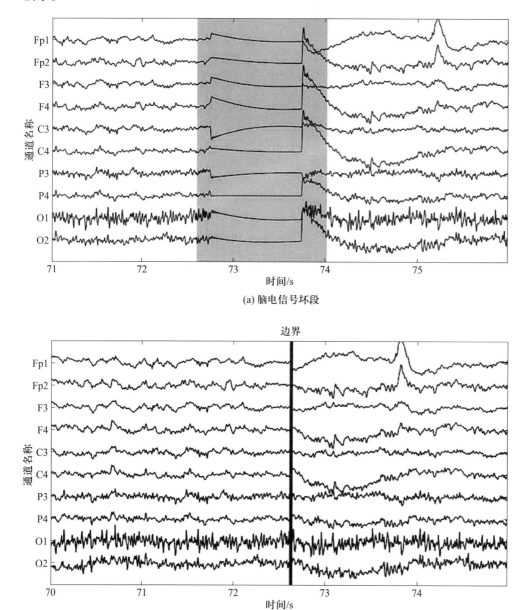

(a) 脑电信号坏段

(b) 去除坏段的脑电信号

图 7.5 脑电信号坏段去除前后的比较

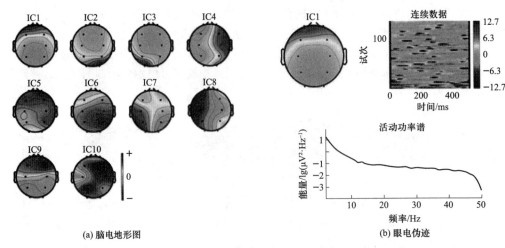

(a) 脑电地形图   (b) 眼电伪迹

图 7.6   具有不同信号成分的脑电地形图和眼电伪迹

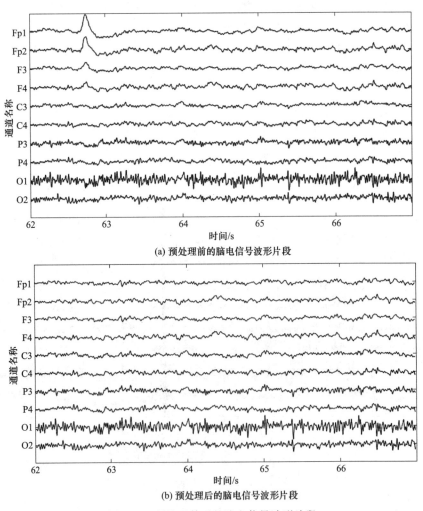

(a) 预处理前的脑电信号波形片段

(b) 预处理后的脑电信号波形片段

图 7.7   预处理前后的脑电信号波形片段

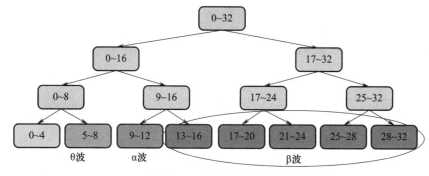

图 7.8　小波包分解示意图

通过将不同频段的小波系数的平方相加，可以得到相应频段的能量，并据此计算 θ 波、α 波和 β 波与信号总能量的比值。最终的特征向量 F 如图 7.9 所示。F_1 到 F_{10} 分别表示修正平均值、最大值、峰值差、均方根、标准差、裕量因子、样本熵、$E_\theta/E_{\mathrm{all}}$、$E_\alpha/E_{\mathrm{all}}$、$E_\beta/E_{\mathrm{all}}$。

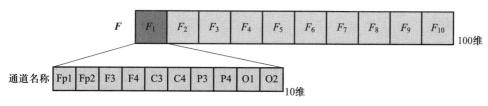

图 7.9　特征向量 F

这项工作中，我们采用支持向量机对来自不同注意力状态的脑电信号进行分类。这里结合所有受试者的样本进行分类训练，以扩展数据集，验证分类结果对不同个体的适用性。从3 403 个 100 维样本数据中，随机选择 60% 作为训练集，20% 作为验证集，20% 作为测试集。使用所有 10 个特征进行分类时，准确率为 88.7%。基于修正平均值和样本熵的数据点分布散点图如图 7.10 所示。

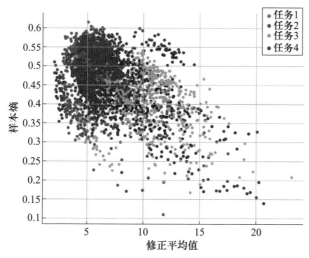

图 7.10　基于修正平均值和样本熵的数据点分布散点图

为了了解每个特征在分类任务中的重要性,以获得最优的特征组合,将 10 个特征中的每一个分别用于分类,与每个特征关联的验证集上的分类准确率如表 7.2 所示。

表 7.2 各特征参数的分类准确率

子特征	大小	特征参数	分类准确率/%
F_1	3403×10	修正平均值	83.2
F_2	3403×10	最大值	63.4
F_3	3403×10	峰值差	71.0
F_4	3403×10	均方根	84.0
F_5	3403×10	标准差	84.4
F_6	3403×10	裕量因子	81.7
F_7	3403×10	样本熵	84.8
F_8	3403×10	E_θ/E_{all}	32.1
F_9	3403×10	E_α/E_{all}	41.0
F_{10}	3403×10	E_β/E_{all}	43.6

可以看出,某些特征的分类性能明显优于其他特征。为了识别能够有效区分不同状态的特征,需要进行特征筛选。特征筛选是从一组特征中选择一些最有效的特征以减小特征空间维度的过程。将最优特征集设置为 S。10 个特征按照分类准确率从高到低排列,依次为 F_7、F_5、F_4、F_1、F_6、F_3、F_2、F_{10}、F_9、F_8。将特征依次放入 S 中,如果精度提高,则保留;否则丢弃。表 7.3 展示了最优特征集更新过程及分类准确率比较。最终特征子集 (F_7、F_5、F_4、F_1、F_6) 在验证集中的分类准确率最高,为 94.5%。

表 7.3 最优特征集更新过程及分类准确率比较

新加入	S	大小	分类准确率/%	是否保留	更新 S
F_7	F_7	3403×10	84.8	—	F_7
F_5	F_7, F_5	3403×20	93.2	是	F_7, F_5
F_4	F_7, F_5, F_4	3403×30	93.7	是	F_7, F_5, F_4
F_1	F_7, F_5, F_4, F_1	3403×40	94.2	是	F_7, F_5, F_4, F_1
F_6	F_7, F_5, F_4, F_1, F_6	3403×50	94.5	是	F_7, F_5, F_4, F_1, F_6
F_3	$F_7, F_5, F_4, F_1, F_6, F_3$	3403×60	94.3	否	F_7, F_5, F_4, F_1, F_6
F_2	$F_7, F_5, F_4, F_1, F_6, F_2$	3403×60	93.6	否	F_7, F_5, F_4, F_1, F_6
F_{10}	$F_7, F_5, F_4, F_1, F_6, F_{10}$	3403×60	90.2	否	F_7, F_5, F_4, F_1, F_6
F_9	$F_7, F_5, F_4, F_1, F_6, F_9$	3403×60	91.6	否	F_7, F_5, F_4, F_1, F_6
F_8	$F_7, F_5, F_4, F_1, F_6, F_8$	3403×60	89.5	否	F_7, F_5, F_4, F_1, F_6

然而, 专注度不高或无法长时间维持高度专注状态会影响脑机交互的应用与反馈, 导致效率低下等状况。成年人在外界环境作用下, 能重新生成脑细胞和改变神经连接模式, 我们称之为大脑的神经可塑性。因此, 设计相应的专注力训练器, 通过脑电信号分析的方式验证训练效果, 可以在训练过程中逐步提高注意力。

例如, 借助 KeepFocus 专注力训练器就可以进行专注力训练。在训练过程中, 受试者必须时刻保持专注, 面对从各个方向飞速 "袭来" 的虚拟球, 用适当的姿势加以撞击, 在撞击声和环境噪声中逐渐增强专注力水平。实验中, 受试者以两周为周期, 每天至少保证 10 min 的专注游戏时间, 在每周期结束后进行一次专注度检测, 持续进行 3 个周期。实验分别在未经过训练前及每个专注度训练周期完成后进行脑电信号采集, 采集受试者在一次训练中全部的脑电信号。采集完成后, 使用 EEGLAB 工具箱对信号进行初步处理, 再运用独立成分分析方法识别眼电、心电等伪迹, 根据分析结果手动去除, 最后用样本熵法进行专注度特征提取与识别, 进而得出实验结论。数据处理流程图如图 7.11 所示。

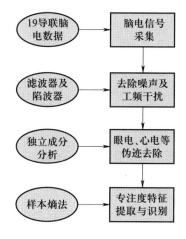

图 7.11　数据处理流程图

在 MATLAB 上对脑电数据进行样本熵运算, 得到的 7 个通道的样本熵如图 7.12 所示。可以看出, 受试者在进行了 1 个周期 (2 周) 的训练后, 脑电信号样本熵值比训练前有了显著提高。而且后续周期训练后, 样本熵仍有持续的增长。

训练后的专注力脑电数据, 通过数据的采集与处理, 可用于相应的软硬件模块, 如对轮椅进行控制操作。通过信号的分类来控制轮椅的转动方向, 将信号提取的专注力特征的强弱变化作为控制轮椅前进的信号等。通过调试, 使系统的误码率保持在较低的水平, 通过自适应阈值设置提高系统的可靠性。

此外, 专注力训练在许多需要注意力高度集中的岗位如驾驶员等具有重要作用。例如: 驾驶分心是指驾驶员的注意力由于车内外的事件、活动、物体或者人员而分散, 以及由此引发的驾驶员对安全驾驶所必需信息的再确认的延迟[18], 通过专注力训练可以减少驾驶分心的情况, 从而减少交通事故的发生。

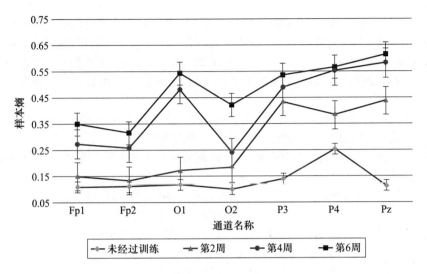

图 7.12　脑电信号特征通道的样本熵

7.2　脑控驱动系统的应用

7.2.1　引言

目前, 已经有公司及研究机构针对脑电控制的机械臂或者轮椅展开相关研究, 并成功在残疾人身上实现了应用。例如为渐冻人打造的脑驱轮椅, 相关研究论文也比较多。在轮椅控制中加入脑机接口技术, 该方向的研究重点是脑机接口技术以及自动驾驶技术, 传统的设备控制方式在脑机接口技术发展的过程中得到了革新。

目前, 采用脑电信号作为设备驱动的公司举例如下。

(1) Neuralink 公司主要采用侵入式脑机接口方案, 使用穿刺技术将电极线植入脑内, 减少了因为开颅手术带来的出血和免疫排斥风险。目前该系统可以植入 96 根电极线, 每根线上有 32 个电极。

(2) BrainGate 公司通过侵入式脑电方案在大脑中植入芯片, 并通过无线技术实现对机械的操纵, 帮助患者实现持续性的对外界环境的控制。

(3) MindMaze 公司采用 VR 与脑机接口相结合的方案, 帮助患者实现脑神经康复训练, 提高控制能力。

(4) CTAL_Labs 公司在四肢末端安装传感器, 在皮肤上检测大脑发出的四肢控制信号, 截取输出点附近的肌肉控制信号, 通过蓝牙控制机械臂动作, 帮助患者恢复运动能力。

脑机接口包括侵入式脑机接口、部分侵入式脑机接口和非侵入式脑机接口。侵入式脑机接口可用于帮助瘫痪病人重建感觉信号并辅助其运动, 它的特点是将电极直接植入大脑灰质, 利用电极导电的特性来获取脑电信号。部分侵入式脑机接口虽然无须进行开颅手术，但仍需将电极植入颅腔，也存在发生感染的可能。非侵入式脑机接口避免了上述两种脑机接口需手术的风险，易于使用者佩戴，同时具备价格低廉、不产生生理损伤的特点。其中，脑电图作为一种常见的非侵入式的脑机接口，在脑机接口技术中得到了广泛且深入的研究，并得到了广泛的应用。

随着脑机接口技术的发展，脑电信号也被广泛应用于多种控制领域。在医疗康复领域，国内外学者利用脑机接口实现了机械臂的抓取与轮椅等医疗辅助设备的运动控制。脑电控制的方法多种多样，例如 Long 等[19] 让用户观察多张不同闪烁频率的画面，通过采集脑电信号中特定频率的波形以分析当前所看的画面。Dabosmita 等[20] 通过提取脑电信号以识别用户对轮椅运动的意图，从而实现控制。Kobayashi 等[21] 通过对轮椅使用者的情绪分析，例如愤怒、悲伤、快乐等实现对轮椅的控制。

此外，在脑电控制系统上，还会额外配合一些系统作为辅助系统，以帮助用户进行控制。例如通过超声波、激光雷达、摄像头等模块实现障碍物的检测，辅助系统校正，以帮助用户前进或修正当前姿态。或者借助路径规划系统，通过脑电识别用户希望到达的地方，由系统自动生成前进路线，从而实现轮椅的运动控制。例如：文献 [22] 借助超声波传感器检测周围的障碍物，对可能存在的碰撞及时规避；文献 [23] 开发了一种带有模糊控制逻辑的控制器，用于检测周围的障碍物，使得轮椅在运动过程中可以自动校正，以规避障碍物；文献 [24] 采用激光雷达模块，对采集到的激光点云图进行识别，建立实时地图模型以规避障碍物；文献 [25] 采用侵入式脑电传感器，采集运动区域模块的脑电信号，对脑电信号解码，解析其运动意图并实现控制效果，在机械臂前端安装传感器，当接触到物体后，对大脑触摸感受区域释放电流信号，以实现触摸感触的反馈。

人脑由多个功能区组成，每个功能区负责不同的功能。因此需要根据所需的功能采集脑电帽上指定区域的电极信号，对信号做傅里叶变换，通过频域信息分析当前大脑的状态。大脑功能区示意图如图 7.13 所示。

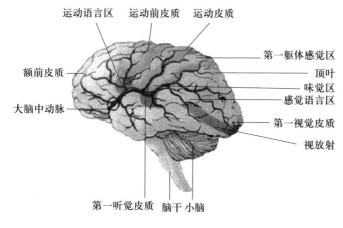

图 7.13　大脑功能区示意图

实验证明, 不同闪烁频率光刺激对脑电压的变化具有显著性影响: 闪烁频率在 5 Hz 以内, 脑电压与光闪烁频率变化一致; 超过阈值后, 趋势相反 [26,27]。因此可以设计一组 5 ~ 40 Hz 的闪烁频率实验, 通过观察脑电信号的能量密度以判断当前人眼所观察到的灯光闪烁频率。

在情绪测量中, 采集被试者的 θ 节律和 α 节律的能量密度, 并通过模式识别, 可以实现较为准确的情绪分类。

7.2.2 脑控轮椅的组成

图 7.14 展示了脑控轮椅系统结构图。目前主流的脑控轮椅控制系统主要由感知层、决策层和控制层等 3 层组成。感知层中, 系统通过脑电仪、激光雷达、深度相机等传感器实现对外界环境及使用者操纵意图的感知。决策层中, 通过感知层获取的传感器数据, 经过信号处理、模式识别等算法, 判断使用者当前的操纵意图; 通过激光雷达或深度相机输出的点云数据, 识别周围的障碍物并提供必要的保护措施。控制层中, 主要完成对执行机构的控制, 包括轮毂电机、转向灯、喇叭等设备, 由控制接口实现对执行机构的控制。

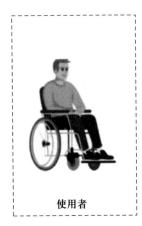
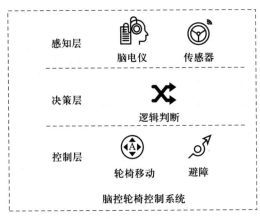
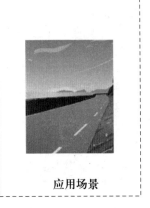

感知层　　脑电仪　　传感器

决策层　　逻辑判断

控制层　　轮椅移动　　避障

使用者　　脑控轮椅控制系统　　应用场景

图 7.14　脑控轮椅系统结构图

1. 脑电仪

目前市面上的脑电仪主要以医用仪器为主, 例如德国 Brain Products 公司的 BrainAmp 64 导脑电仪。该仪器可以 5 kHz 的采样率对 64 个采样点采样, 常用于癫痫等脑部疾病的诊断与检测。

SynAmpsModel 8050 放大器可以实现 256 导同时采样, 且采样率可达到 20 kHz, 24 位 ADC 分辨率可反映更多的生物电信号特征。该仪器可用于脑电、肌电、心电等生物电信号的测量工作。

Compumedics 公司的 NuAmps 便携式放大器可同时采集 40 导数据, 其 24 位 ADC 可提供 1 kHz 的采样频率。若需要更多导数据, 还可以通过串联放大器的方式增加检测数量。该放大器采样的数据可以通过 USB 传输到计算机, 并可通过 SCAN 软件实时显示脑部区域的活动状态。

该类医用脑电仪具有较高的采样率以及采样精度,可为脑控轮椅系统提供丰富的数据,但是其较大的体积与较高的价格阻碍了脑控设备的发展。

由于脑控系统对设备体积具有较高的要求,相关研究机构及公司对便携式脑电仪展开了研发工作,并推出了一系列便携式脑电仪。例如 CGX 公司研发的无线干电极脑电帽 Quick-20r,可提供 20 导数据,并通过蓝牙实现数据的远程传输。该设计有效解决了传统脑电仪笨重、线束多等问题,提高了轮椅使用者的使用体验。

BrainLink Lite 是一款用于检测脑电波的消费级穿戴设备,该款产品通过 3 个干电极即可准确地输出实时脑电信号。它轻便且方便穿戴,无需烦琐的调节工作,可像智能手表一样让用户了解自己的脑电信号,提供专注力检测、大脑放松等功能,并提供二次开发接口,具有较高的嵌入式应用前景。

2. 工控机

脑控轮椅系统通过脑电仪等传感器获取数据后,需要通过高性能的处理器来实时处理这些数据,综合判断控制轮椅的行为。由于轮椅可能会工作在较为恶劣的环境场景之中,例如寒冬或盛夏,因此需要确保工控机在 $-30 \sim 70\,℃$ 可以稳定地运行。在常见的脑控系统中,通常采用高性能的工控机作为核心处理器,对脑电信号以及激光雷达的点云数据进行处理。

目前国内的工控机如研华 EPC 嵌入式工控机,有掌上型无风扇工控机及桌面式工控机,提供 x86 和 ARM/RISC 多种产品方案。凭借出色的成本控制以及灵活的 I/O 设计,可保证设备稳定运行,在频繁通断电测试时,工控机依然可以稳定运行。

脑控系统所用算法有所不同,若使用神经网络对脑电信号进行分类,则需要工控机具有一定的 GPU 运算能力。英伟达出品的 AI 工控机内部安装了具有 128 个处理单元、4 GB 缓存的 GPU,为神经网络提供了强大的计算能力,大大加快了系统的响应速度。

3. 无刷轮毂电动机及无刷电动机驱动器

轮椅行进需要借助无刷轮毂电动机及配套的无刷电动机驱动器。关于轮毂电动机及驱动器,国内有很多企业在做相关研发工作,如北京和利时公司,无刷电动机驱动器是该公司的主要产品之一,MC1000 系列运动控制器是结合了先进控制和信息技术的高性能多功能运动控制器,能够提供高速高精度的多轴控制功能,最大可控制 64 轴,具备 16 轴/ms 的控制能力;提供直连式驱动器接口、编码器接口和以太网接口;配备丰富易用的运动控制算法库,支持用户二次开发。

4. 底盘控制器

上文介绍了无刷轮毂电动机及无刷电动机驱动器,无刷电动机驱动器的主要作用是通过控制无刷电动机的三相时序,从而控制无刷电动机的转动角度、转速、转动力矩等,实现对电动机的精准控制。然而无刷电动机驱动器以 485 总线或者 CAN 总线控制接口为主,且照明灯、喇叭、转向灯等设备均需要驱动器来进行控制,因此在工控机与底层设备之间,需要一个底盘控制器提供底层执行设备的相关控制接口,方便工控机对底层执行设备的控制。

图 7.15 展示了一款底盘控制器的示意图。该款控制器采用 STM32F407 芯片作为主控, 通过以太网接收上位机的控制消息后, 按照指令控制轮毂电动机、转向灯、喇叭等设备的工作, 并配备蓝牙、4G 模块实时输出消息, 方便外界获知当前系统的工作情况。

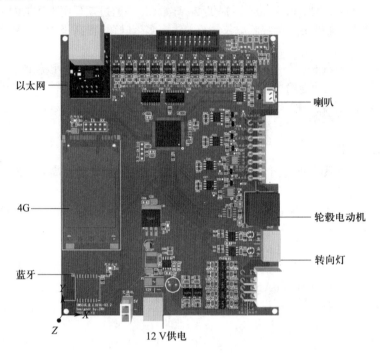

图 7.15　底盘控制器示意图

7.2.3　脑控轮椅系统的实现

本节将以 Su 等 [26] 2016 年发表的论文为例, 阐述脑控轮椅系统的实现过程。

Su 等设计的脑控轮椅系统主要由 3 部分构成。第一部分: 通过脑电仪采集实时脑电波数据, 并通过蓝牙发送到工控机上, 对数据进行预处理, 滤除杂波以及基线漂移成分。第二部分: 单片机接收工控机的指令, 控制轮毂电动机及其他外设运动。第三部分: 工控屏上显示实时脑电波数据, 并显示轮椅运动轨迹, 方便使用者观察并做出调整。

该系统选择了 NeuroSky 公司的脑电波蓝牙模块 TGMA 套件, 可以通过蓝牙无线发送数据, 解决了传统脑电仪线束烦琐、笨重的问题; 套件集成了放大电路、滤波电路以及数据处理单元, 可以输出专注力、冥想、眨眼等 3 个重要参数。Su 等将该套件与耳机结合, 制作了一个简易的头戴式脑电仪, 如图 7.16 所示。

轮椅控制系统的驱动部分, 通过单片机对电动轮椅手柄发送控制信号, 从而实现对轮椅的控制。电动轮椅改装手柄如图 7.17 所示。

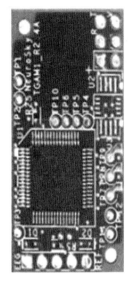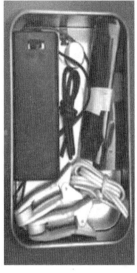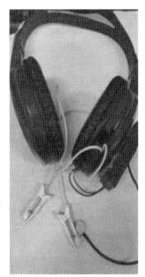

图 7.16　头戴式脑电仪

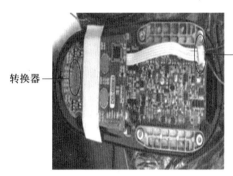

转换器——

——机械操纵杆接口

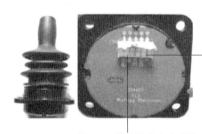

端口A：控制
前进和后退

端口B：控制向左和向右转动

图 7.17　电动轮椅改装手柄

　　为了方便使用者观察实时脑电信号, Su 等借助 MATLAB 的图形用户界面 (GUI) 设计, 将数据发送到 MATLAB, 生成实时图像, 如图 7.18 所示。

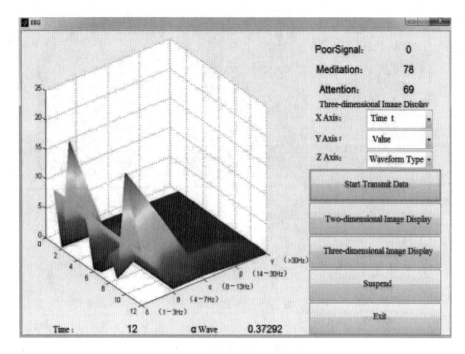

图 7.18　MATLAB 的 GUI 界面

7.3　小结

本章主要讲述大脑专注力的训练与脑控驱动力的应用。专注力是认知活动的动力功能，良好的专注力是大脑进行认知活动的基础，由于脑电波能反映个体在知觉认知、情绪情感、行为技能上的变化，和人类的专注力有着密切关系。因此，可以利用 EEG 技术研究专注力训练。专注力训练的方法有很多，认知行为干预、感觉综合训练以及脑电生物反馈治疗等方法在本章中做了介绍。此外，专注力可以通过仪器测量、量表测量等方法进行检测。在此基础之上，本章展示了专注力脑电处理与分析的流程：在预处理环节采用 ICA 以去除非脑电伪迹、基于小波变换和样本熵计算的特征提取以及基于支持向量机的分类识别。此外，本章还介绍了专注力脑电在教育、认知缺陷疾病以及脑器交互方面的应用。

随着脑机接口技术的发展，脑电信号也被广泛用于各种控制领域，将脑电信号转换为外部设备能够读懂的指令，以实现通过脑电信号控制外部设备，这也被称为脑控驱动力的应用。7.2 节介绍了脑控驱动力的一个应用示例：脑控轮椅。脑控轮椅实现了脑控驱动力的应用，它的出现为肢体功能缺陷者以及其他可能的用户带来了便利。

大脑专注力训练和脑控驱动力应用也是脑电信号分析与脑机接口技术的重要应用领域和发展方向，对专注力进行有针对性的训练，并利用相关脑电信号控制外部设备，给脑机接口系统的设计提供了一种思路。如何更可靠地记录大脑活动, 如何更有效地将大脑活动转化为指令, 都是这项技术继续进步的研究方向。未来, 如果脑机接口技术的使用能更方便、更直观, 那么 "脑控" 形式的学习和娱乐也有可能实现。

参考文献

[1] 熊朝坤. 基于脑电信号的便携式注意力检测系统设计与实现[D]. 哈尔滨: 哈尔滨理工大学, 2019.

[2] 郑旭东, 马云飞. 脑电图技术的教育研究图景与趋势——基于 2000－2019 年国际文献的知识图谱分析[J]. 现代远程教育研究, 2020, 32(4): 36–47.

[3] 孔莎. 认知行为团体训练与脑电生物反馈训练对提高小学儿童注意力的效果研究[D]. 南昌: 江西师范大学, 2016.

[4] Spencer T, Biederman J, Wilens T. Stimulant treatment of adult attention-deficit/ hyperactivity disorder[J]. Psychiatric Clinics, 2004, 27(2): 361–372.

[5] Fukai M, Bunai T, Hirosawa T, et al. Endogenous dopamine release under transcranial direct-current stimulation governs enhanced attention: a study with positron emission tomography[J]. Translational Psychiatry, 2019, 9: 115.

[6] Besson P, Perrey S, Teo W P, et al. Commentary: cumulative effects of anodal and priming cathodal tDCS on pegboard test performance and motor cortical excitability[J]. Frontiers in Human Neuroscience, 2016, 10: 70.

[7] 贾花萍, 赵俊龙. 脑电信号分析方法与脑机接口技术[M]. 北京: 科学出版社, 2016.

[8] 尹晟霖, 李凤银, 于晓璇, 等. 脑电波传感器研究及应用[J]. 电子技术, 2018, 47(7): 30–35.

[9] Jagiello R, Pomper U, Yoneya M, et al. Rapid brain responses to familiar vs. unfamiliar music — an EEG and pupillometry study[J]. Scientific Reports, 2019, 9(1): 15570.

[10] 彭金歌, 郭滨, 沙文青, 等. 基于 EEG 的音乐舒缓紧张情绪的研究[J]. 长春理工大学学报 (自然科学版), 2019, 42(1): 106–112.

[11] 李玉珠, 郑高兴, 齐晓英, 等. 人脑聆听轻音乐和静息状态下的 EEG 临界动力学特性[J]. 复旦学报 (自然科学版), 2019, 58(5): 586–595.

[12] 陈宴, 沈轶君. 感觉统合训练对注意力缺陷儿童干预的影响[J]. 心理研究, 2008, 1(6): 28.

[13] Johnstone S. Computer gaming and ADHD: Potential positive influences on behavoir[J]. IEEE Technology and Society Magazine, 2013, 32(1):20–22.

[14] Shereena E A, Gupta R K, Bennett C N, et al. EEG neurofeedback training in children with attention deficit/hyperactivity disorder: A cognitive and behavioral outcome study[J]. Clinical EEG and Neuroscience, 2019, 50(4): 242–255.

[15] Lim C G, Poh X W W, Fung S S D, et al. A randomized controlled trial of a brain-computer interface based attention training program for ADHD[J]. PLoS One, 2019, 14(5): 216–225.

[16] 吴佳武, 刘金明, 许泽举, 等. 针对 ADHD 患者脑电生物反馈治疗的游戏系统设计[J]. 新型工业化, 2021, 11(4): 56–60.

[17] Chiang H S, Hsiao K L, Liu L C. EEG-Based detection model for evaluating and improving learning attention[J]. Journal of Medical and Biological Engineering, 2018,38: 847–856.

[18] 刘宁, 张侃. 驾驶分心的测量方法[J]. 人类工效学, 2007, 13(2): 38–40.

[19] Long J, Li Y, Wang H, et al. A hybrid brain computer interface to control the direction and speed of a simulated or real wheelchair[J]. IEEE Transactions on Neural Systems and Rehabilitation Engineering, 2012, 20: 720–729.

[20] Dabosmita P, Moumita P. Automation of wheelchair using brain computer interface (BCI) technique[C]//AIP Conference Proceedings, Mangalore, 2019: 1–6.

[21] Kobayashi N, Nakagawa M. BCI-based control of electric wheelchair[C]//Global Conference on Consumer Electronics, Osaka, 2015: 429–430.

[22] Krahn G L. WHO world report on disability: A review[J]. Disability and Health Journal, 2011, 4(3): 141–142.

[23] Información Estadística de la Discapacidad [R/OL].

[24] Widyotriatmo A, Andronicus S. A collaborative control of brain computer interface and robotic wheelchair[C]//Asian Control Conference, Kota Kinabalu, 2015: 1–6.

[25] 王怡玲, 覃玉荣, 郭湛超. 基于不同闪烁频率光刺激的脑电压变化研究[J]. 中国医学物理学杂志, 2014, 31(5): 5184–5187.

[26] Su Z, Xu X, Ding J, et al. Intelligent wheelchair control system based on BCI and the image display of EEG[C]//IEEE Advanced Information Management, Communicates, Electronic and Automation Control Conference, Xi'an, 2016: 1350–1354.

[27] Xu Y, Xu X, Deng L. EEG research based on the influence of different music effects[J]. Journal of Physics: Conference Series, 2020, 1631(1): 012147.

第 8 章
情绪脑电信号的判断与识别

8.1 引言

    自动情感识别是人工智能等领域备受关注的研究课题。识别受试者的情感状态或心理状态可以使用的方法很多,比如心率及呼吸特征、语音语调、面部表情等一系列生理或非生理信号都可以用来识别人类的情感状态。相较这些特征,通过脑电信号来识别情感状态准确率更高,并且还可以得到情感过程和反应等信息。

    人类的情绪是由大脑中的神经元回路控制的,由这些回路整合加工情绪信息,产生情绪行为。只要侦测到外界信号,脑部的感觉区域就会释放生化信息,情绪就是这些从脑部流遍全身的生化信息的结果。同时,人类的情绪变化也时刻影响着大脑的活动,从脑电信号可以看出一个人当前的情绪状态。

    情绪状态与各种各样的人类情感、思想和行为有关。使用情感信号进行情绪识别有助于增强脑机接口系统,使其成为临床应用和人类社会交往的有效组成部分。例如可以用来研究情绪状态,同时考虑情绪的正常反应,得出心理障碍的治疗方法,如自闭症谱系障碍。其中,情绪判断与识别是让计算机感知人类情感状态从而进行人机情感交互的关键技术。如图 8.1 所示,可用二维情感模型表示快乐、恐惧和悲伤 3 种离散情绪。

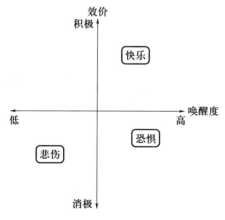

图 8.1   二维情感模型

8.2 情绪识别的研究方法

8.2.1 脑电信号的采集与情绪识别常用公共数据集简介

通常情绪识别使用的是非生理信号和生理信号, 情绪识别研究方法如图 8.2 所示。

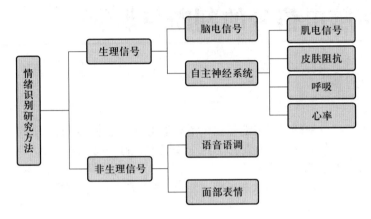

图 8.2 情绪识别研究方法

1. 公共数据集简介

目前常见的脑电信号数据集主要有: 伦敦玛丽女王大学研究组开发的基于生理信号的情绪分析数据集 DEAP [1]、Soleymani 等和日内瓦大学计算机科学实验室创建的 MAHNOB-HCI 数据集 [2]、上海交通大学吕宝粮团队创建的 SEED 数据集 [3,4]、西苏格兰大学发布的 DREAMER 数据集 [5] 等。其中 SEED 数据集以及 DEAP 数据集简要介绍如下。

(1) SEED 数据集

SEED 数据集是通过实验采集的一种离散型情感数据集, 在实验的过程中用 4 min 左右的影视片段来诱发正性、中性和负性效价的 3 种情绪。使用 62 导的 ESI Neuroscan 系统采集 15 名受试者 (7 名男性, 8 名女性, 平均年龄 23.27 岁, 标准差 2.37) 的脑电数据, 采样率为 1 000 Hz。每名受试者在不同时间做 3 次实验, 每次观看 15 段影视片段, 即共 45 个试次, 对 EEG 信号的预处理包括: 信号下采样至 200 Hz, 去除眼电和肌电噪声, 并使用 0.3 ~ 50 Hz 的带通滤波器进行滤波。计算时频域特征时, 使用长度为 1 s 互不重叠汉宁窗进行短时傅里叶变换, 并划分 5 个频段: $\delta(0.5 \sim 3 \text{ Hz})$, θ $(4 \sim 7 \text{ Hz})$, α $(8 \sim 13 \text{ Hz})$, β $(14 \sim 30 \text{ Hz})$, γ $(31 \sim 47 \text{ Hz})$。

(2) DEAP 数据集

DEAP 是一种多模态数据集, 包括 EEG 记录, 根据国际 10–20 电极排布系统安置的 32 个 EEG 通道以 512 Hz 采样频率采集数据, 参与者选择观看 40 个音乐视频短片。之后, 参与者为每个短片选择数字 1 ~ 9 作为情绪状态。唤醒量表可表示从被动变为主动 (例如从平静到激动)、效价从负到正 (例如从悲伤到快乐)。二维认知情绪状态不需要评估人体模型的其他尺度。高/低唤醒度和高/低效价被认为是二分类方案。因此, 图 8.3 给出的二维认知效价/唤醒度表的 4 个象限被用于表示高/低状态。

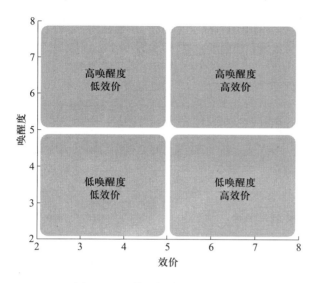

图 8.3 二维认知效价/唤醒度表

2. 实验室自采集脑电信号设计与实施

(1) 情感诱发视频

考虑到视听刺激比单一的图像或音频更容易吸引人们的注意力, 提高情绪诱导成功的效率, 我们选择用视频刺激来诱导受试者的情绪。视频材料的选择与后续情绪识别的表现有直接关系, 只有选择合适的视频才能成功刺激受试者的真实情绪状态, 从而保证数据采集的有效性。情绪状态有很多种, 目前还没有明确的方法来准确定义每种情绪。通常情况下, 不同的情绪状态会相互跟随。例如当你感到无聊时, 你可能也会感到有些焦虑。因此, 为了保证实验数据的准确性, 我们将情绪状态分为 3 类: 积极、中性和消极情绪。

在选择视频材料时, 考虑到当地文化元素 (如个人身份、家庭环境、教育背景等) 对情绪唤起也有重要作用, 倾向于选择以实验受试者的母语作为对话语言、具有相同文化背景的影视片段。为了确定电影剪辑的效果, 选择充满搞笑元素的电影或喜剧小品作为诱发积极情绪的材料; 选择风景介绍等宣传片作为诱发中性情绪的材料; 选择一些充满悲剧色彩的电影作为诱发消极情绪的材料。

(2) 实验范式的设计

本实验主要诱发 3 类情绪状态, 即积极、中性、消极, 实验范式如图 8.4 所示。具体的实验过程包括 3 个部分: 首先, 视频播放屏幕上出现 "Ready" 字样, 表示实验即将开始; 其次, 会随机播放一段时长为 40 s 的影视片段, 受试者需要认真观看; 最后, 屏幕上出现 "End" 字样, 这时受试者进行适当的休息, 并填写 SAM9 分量表, 对自己目前的情绪状态进行自我评估。休息的时间不会受到限制, 受试者可为下一个单项实验调整状态。在一个完整的实验中, 每个受试者有

3 个情绪状态, 每个情绪状态对应 3 个视频 (每个视频的有效时长为 40 s)。因此, 每个受试者的情绪 EEG 数据包含 3×3 个独立的实验。所选取的影视片段的情感内容通过自我评估人体模型 (Self-Assessment Manikin, SAM) 测量, 该模型包含 9 个效价和唤醒度。此外, 在脑电数据采集中, 考虑到受试者对影视作品的熟悉程度也会影响情感的唤醒状况, 我们在 SAM 的基础上增加了熟悉度同时作为评价指标, 与效价和唤醒度一样, 也设置 9 个级别, 要求每个受试者用 SAM 对影视片段进行标记。积极、中性、消极影视片段的平均效价 – 唤醒度 – 熟悉度量表结果分别为 (3.07, 5.80, 5.32)、(4.90, 1.30, 1.14)、(8.20, 6.24, 5.70)。

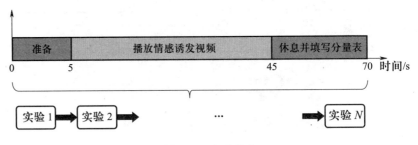

图 8.4　实验范式

(3) 实验的实施

实验采用国际 10–20 电极排布标准, 用双垂接法, 注射导电膏以增强电极的导电性, 正确佩戴脑电帽。实验中通过 Neuroscan64 脑电设备对脑电信号进行实时采集, 并通过放大器进行放大, 模数转换后输入计算机。记录 19 导联数据, 分别为 Fp1、Fp2、F3、F4、C3、C4、P3、P4、O1、O2、F7、F8、T3、T4、T5、T6、Fz、Cz、Pz, 参考电极选取 M1、M2, 采样频率为 512 Hz, 各通道导联阻抗均小于 5 kΩ。

在自我采集实验中, 共组织了 8 名受试者 (3 男 5 女, 年龄 23 ~ 26 岁) 参与实验。所有受试者都是在校学生, 他们的双眼视力正常或矫正后正常。采集数据前, 将实验内容和目的告知受试者, 并要求受试者在实验过程中尽量保持身体不动, 以避免因电极轻微移动造成明显的肌电等干扰。实验过程中, 要求受试者坐在舒适的椅子上, 集中精力观看屏幕播放的视频片段。

8.2.2　基于脑电信号的情绪识别具体实现

脑电信号是利用电信号记录大脑活动的一种方法, 它是大脑皮层中许多神经元突触后电位作用的总和, 是一种具有可靠的情绪识别能力和较高识别率的生理信号。基于脑电信号的情绪识别过程如图 8.5 所示。

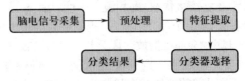

图 8.5　基于脑电信号的情绪识别过程

1. 脑电信号的预处理

(1) 常见预处理方法简介

在信号采集过程中,脑电信号很容易受到其他各种信号的干扰,这些干扰通常被称为伪迹,主要包括眼电伪迹、肌电伪迹、心电伪迹和工频干扰。混合在脑电信号中的伪迹会影响脑电信号的分析,这将极大地影响下一步情绪识别的准确性。因此,在情绪识别算法中,必须先对脑电信号进行预处理,去除信号中的伪迹和噪声。常用的去伪迹方法如图 8.6 所示。

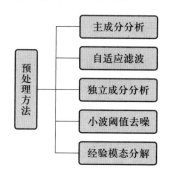

图 8.6　常用的去伪迹方法

在预处理方法中,滤波法属于经典方法,通常用于过滤掺杂在脑电信号中的工频干扰和电磁干扰,它要求目标信号和伪迹信号没有重叠的频谱。回归法和伪迹减法常用于去除眼动干扰,前者假设视觉电位的传输频率是独立的,不存在延迟,后者假设目标信号和伪迹信号是线性叠加的,这两种方法的缺点是在去除伪迹的同时,不可避免地会丢失一部分脑电信号。主成分分析法通常用于减少所采集的多通道数据的维数,以便进行后续分析和处理。独立成分分析法通过优化算法将多通道信号按照统计独立的原则分解成若干独立的成分,应用的重点是目标函数的选择和优化算法。小波变换是一种多尺度的时频分析工具,能实现在不同尺度下提取脑电信号的小波系数并进行重构,可以有效地去除伪迹,实际应用中必须根据具体情况选择合适的小波基。

由于脑电信号的多通道特性,研究中常用主成分分析法进行降维或采用独立成分分析法提取独立成分,提取感兴趣数据的同时去除干扰信息。此外,还有一类方法是信号分解算法,如经验模态分解类算法,其主要思想是将选取的通道信号进行模态分解,然后从中提取感兴趣的成分。总之,脑电信号预处理的主要目的是去除干扰,同时保留有效成分以便后续提取出具有较高识别率的特征信息。为了得到更高的精度,当前伪迹去除通常结合两种或多种方法同时进行,以提高去除伪迹的能力。

(2) 预处理方法在情绪识别上的具体实现

通常使用 EEGLAB 就可对脑电信号进行有效的预处理。为了保证采集数据的有效性,在实验过程中,根据受试者的反应,只对实验阶段激发目标情绪的数据进行进一步分析,并将原始脑电数据进行下采样,采样频率为 200 Hz。

使用 MATLAB 的 EEGLAB 工具箱对采集的脑电信号进行预处理的主要步骤如下:

第一步, 将数据导入 EEGLAB 工具箱中, 选择指定通道的数据并且删除无用的电极, 这里使用的是 19 通道的数据。

第二步, 进行重参考并且滤波, 为了去除 50 Hz 的工频陷波, 这里对数据进行 0.1 ～ 49 Hz 的带通滤波。

第三步, 分段与基线校正并人工剔除坏段和插值坏导, 剔除坏段就是把表现不好的脑电信号片段直接去掉, 但一般情况下, 尽量不要剔除坏段。插值坏导是因为 EEG 信号空间分辨率低, 每一个通道应该和周围通道的输出相似, 因此, 对于通道数较多的脑电设备, 可以用周围几个通道的输出来代替某个表现不佳的通道。如果通道较少建议更换电极、调整电极接触头皮的松紧度或者通过先验知识用一个大致相同的通道来代替。

第四步, 进行 ICA, ICA 是一种用来从多变量统计数据里找到隐含的因素或成分的方法, 经过 ICA 处理后, 按照标准对眨眼、眼漂、头动、心电等成分进行手动剔除。

经过以上步骤可以得到去除部分干扰的脑电信号。图 8.7 为预处理前的脑电信号, 图 8.8 为预处理后的脑电信号。

2. 脑电信号特征的定义与计算方法

(1) 提取方法简介

在情绪识别领域, EEG 传统特征主要分为时域特征、频域特征及时频域特征等 3 类。考虑到脑区的不对称性也可以反映情绪信息, 空间域特征也因此逐渐应用于识别情绪。

第一, 时域特征。大多数脑电设备以时域形式采集 EEG 信号, 故时域特征最直观易得。时域特征主要包括: 事件相关电位、信号统计量、能量、功率、分

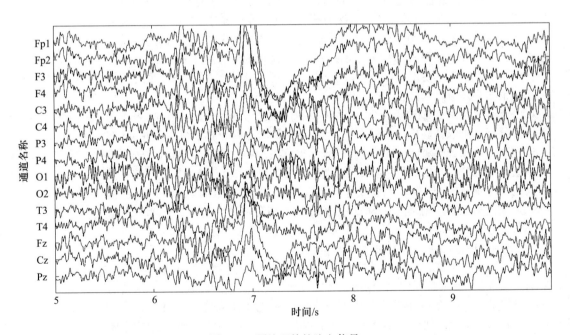

图 8.7　预处理前的脑电信号

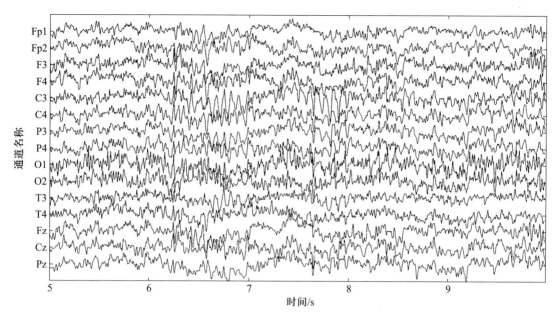

图 8.8　预处理后的脑电信号

形维数等。事件相关电位 (ERP) 是指由离散刺激事件引发的脑电电压波动, 可反映认知加工的过程, 与不间断的脑电信号电压波动幅值相比, 大多数 ERP 幅值更小, 因此通常取多段由相同刺激引发的 EEG 的平均值分析 ERP。ERP 的波形随时间变化呈现具有不同持续时间、振幅和极性的波峰, 因而通常从 3 个方面来衡量: 潜伏期、振幅和正负极性。

　　脑电信号的分析方法之一是分析其时域波形的数字特征, 在医院中使用的就是长程脑电信号的时域分析, 观察是否有特殊的波形出现来进行癫痫的诊治。时域的脑电波形在信号处理中通常使用的是自回归的 AR (autoregressive) 模型来进行信号分析, AR 模型、滑动平均模型以及自回归滑动平均模型相比较, AR 模型可以比较简单地从线性方程组或者通过递推来得到系数。

　　AR 模型又称为自回归模型, 是一种线性预测方案, 用相邻的 p 项数据进行预测。现有序列 $x(1), x(2), \cdots, x(N)$, 要对其中第 n 项数据求解, 可以用第 n 项数据的相邻前 p 项数据进行拟合, 即 $x(n-p), x(n-p+1), \cdots, x(n-1)$ 来加权近似, 预测值可以表示为

$$\widetilde{x}(n) = -\sum_{i=1}^{p} c_{pi} x(n-i) \tag{8.2.1}$$

式中, p 是自回归模型的阶数, c_{pi} 表示前 p 项数据的加权系数, 真实值与预测值之间的差值就是前向预测误差 $e_p(n)$, 表示如式 (8.2.2) 所示。序列 $x(1), x(2), \cdots,$ $x(N)$ 的每一项都有一个误差, 定义预测误差功率 E 为前向预测误差的平方和再求均值, 如式 (8.2.3) 所示, 通常使用最小二乘法来确定系数 c_{pi}, 阶数 p 的确定需要用到赤池信息量准则或者最终预测误差准则来使得预测误差功率最小。

$$e_p(n) = x(n) - \widetilde{x}(n) = x(n) + \sum_{i=1}^{p} c_{pi} x(n-i) \tag{8.2.2}$$

$$E = \frac{1}{N} \sum_{n=1}^{N} [e_p(n)]^2 = \frac{1}{N} \sum_{n=1}^{N} [x(n) - \widetilde{x}(n)]^2$$

$$= \frac{1}{N} \sum_{n=1}^{N} \left[x(n) + \sum_{n=-\infty}^{\infty} c_{pi} x(n-i) \right]^2 \tag{8.2.3}$$

关于使用最小二乘法确定系数 c_{pi}, 表示如下:

$$\frac{\partial E}{\partial c_{pi}} = 0, \quad 1 \leqslant i \leqslant p \tag{8.2.4}$$

这样可以得到最小预测误差功率 E_m 的表达式:

$$E_m = \frac{1}{N} \sum_{n=1}^{N} [x(n)]^2 + \sum_{i=1}^{p} \left[\frac{1}{N} \sum_{n=1}^{N} x(n)x(n-i) \right] c_{pi} \tag{8.2.5}$$

定义 R_i 为序列 $x(n)$ 的自相关函数, 表示为

$$R_i = \lim_{N \to \infty} \frac{1}{N} \sum_{n=1}^{N} x(n)x(n-i), \quad -\infty < i < \infty \tag{8.2.6}$$

可得前项 $p+1$ 的自相关函数 R_i 的估计值 $\widetilde{R}_{|i-j|}$ 为

$$\widetilde{R}_{|i-j|} = \frac{1}{N} \sum_{n=1}^{N} x(n-i)x(n-j), \quad 0 < i < p, 1 < j < p \tag{8.2.7}$$

将求得的 $\widetilde{R}_0, \widetilde{R}_1, \cdots, \widetilde{R}_p$ 代入式 (8.2.5), 可以得到 Yule–Walker 方程:

$$\begin{bmatrix} R_0 & \cdots & R_p \\ \vdots & & \vdots \\ R_p & \cdots & R_0 \end{bmatrix} \begin{bmatrix} 1 \\ \vdots \\ c_{pp} \end{bmatrix} = \begin{bmatrix} E_m \\ \vdots \\ 0 \end{bmatrix} \tag{8.2.8}$$

关于系数 c_{pi} 的确定, 常用的算法有 3 种: Levinson–Durbin 算法、Yule–Walker 算法和 Burg 算法, 这里主要采用 Levinson–Durbin 算法来进行递归推算, 利用 Yule–Walker 方程系数矩阵 $\boldsymbol{R}$ 的对称性、托普利兹矩阵性质及非负定性等使运算量减少, 求解过程如下:

初始化条件为 $E_0 = \widetilde{R}_0$, 对于阶数 $m = 1, 2, \cdots, p$, 有下面的计算:

$$k_m = c_{mm} = -\frac{\widetilde{R}_m + \sum_{i=1}^{m-1} c_{(m-1)i} \widetilde{R}_{m-1}}{E_{m-1}} \tag{8.2.9}$$

$$c_{mi} = c_{(m-1)i} + k_m c_{(m-1)(m-i)}, \quad 1 \leqslant i \leqslant m-1 \tag{8.2.10}$$

上述是利用 Levinson–Durbin 算法来求解 Yule–Walker 方程中的系数问题,

针对 AR 模型的求解还有一个未知量就是阶数的问题, 下面介绍两种常用的确定 AR 模型阶数的准则, 分别是赤池信息量准则和最终预测误差准则。

对于一个未知序列来说, 在不知道数据特征的情况下, 一般都是采用最低的阶数来对数据进行拟合, 因为这样可以减少数据的计算量, 常用的准则就是赤池信息量准则和最终预测误差准则。

赤池信息量准则: 赤池信息量准则是建立在 Kullback–Leibler 信息量的基础上的, 使 Kullback–Leibler 信息量的值达到最小。Kullback–Leibler 信息量的值不能直接获得, 而是通过使用似然函数对数的均值进行估计。赤池信息量准则的定义为

$$AIC(p) = N \log E_p + 2p \tag{8.2.11}$$

使得 $AIC(p)$ 最小时的 p 就是最终要求的 AR 模型的阶数值。

最终预测误差准则: 使得式 (8.2.12) 中 $FPE(p)$ 最小时的 p 就是所求的 AR 模型的阶数值。

$$FPE(p) = \frac{N+p}{N-p} E_p \tag{8.2.12}$$

本实验中使用 Levinson–Durbin 算法来求解系数和最小预测误差功率, 使用最终预测误差准则来求解 AR 模型的阶数。

第二, 频域特征。频域分析法是指通过一定的变换将脑电信号从时域变换到频域, 对频域数据进行分析并提取有效识别特征的方法。常见的频域特征有功率谱、功率谱密度和功率谱能量等。研究表明脑电信号中 δ (0.5 ∼ 3 Hz) 频段、θ (4 ∼ 7 Hz) 频段、α (8 ∼ 13 Hz) 频段、β (14 ∼ 30 Hz) 频段、γ (31 ∼ 47 Hz) 频段分别对应人脑的不同认知特性。利用上述 5 个频段内的信号能量, 对其特征进行分类可得较高的分类效果。由于噪声干扰出现频带重叠时, 所提取的特征辨识度会有所降低。

在现代信号处理中最常见的方法就是傅里叶变换, 傅里叶变换也可以用来处理脑电信号, 连续脑电信号 $x(t)$ 的傅里叶变换可以表示为

$$F(\omega) = \int_{-\infty}^{+\infty} x(t) \mathrm{e}^{-\mathrm{j}\omega t} \mathrm{d}t \tag{8.2.13}$$

通过脑电信号采集仪器得到的脑电信号一般都会输出采样后的离散脑电信号 $x(1), x(2), \cdots, x(N)$, 离散脑电信号的傅里叶变换可以表示为

$$F(\omega) = \sum_{n=1}^{N} x(n) \mathrm{e}^{-\mathrm{j}\omega n} \tag{8.2.14}$$

脑电信号会随着不同的脑电活动发生节律的变化, 但是在短暂的时间内, 由于刺激活动相同, 所以在一定程度上频率也是相等的, 可以使用短时傅里叶变换来替换傅里叶变换, 其主要原理是选取一个合适的时间窗, 在窗函数内对信号进行截取做傅里叶分析, 这样可以在时间窗内进行频率分析。短时傅里叶函数定义如下:

$$STFT_x(\Omega, b) = \int x(t) g(t-b) \mathrm{e}^{-\mathrm{j}\Omega t} \mathrm{d}t \tag{8.2.15}$$

式中, $g(t)$ 表示窗函数, Ω 表示频率, b 表示时移。时域上的窗函数表现为频率上的函数, 该函数的主要特征是主瓣宽度可以表现分辨率的高低, 主瓣宽度越窄, 分辨率越高。主瓣宽度是由时间窗的宽度决定的, 时间窗越宽, 主瓣宽度越窄。在时域上, 时间窗越宽, 时域分辨率越低; 在频域上, 时间窗越长导致主瓣宽度越窄, 频域分辨率越高。同样宽窄的时间窗会在时域和频域表现出相反的分辨率。

因为脑电信号的频率是变化的, 如果使用短时傅里叶变化, 其窗函数是固定的, 不会随着频率的变化而调整窗函数的宽度。

功率谱密度是针对随机信号 $x(n)$ 定义的, 现有脑电信号 $x(n)$ 的自相关函数为 $r(k)$, 那么功率谱密度可以表示为

$$p(\omega) = \sum_{k=-\infty}^{+\infty} r(k) e^{-j\omega k} \tag{8.2.16}$$

式中, $r(k) = E[x(n)x^*(n+k)]$, E 为数学期望的表达式, x^* 表示复共轭计算。针对功率谱估计的多数方法要求信号是平稳的, 但是脑电信号会随着时间变化, 不同脑电刺激活动影响下的脑电信号为非平稳信号。

第三, 时频域特征。由于脑电信号是非线性非平稳的时变信号, 仅从时域或频域提取特征不够全面。为了提高准确率, 研究者常采用时频分析法提取脑电信号中蕴含的情感特征。时频域分析法结合了脑电信号的时域和频域特征, 能更全面地反映脑电信号的特征信息。常用的时频域分析工具有: 短时傅里叶变换、小波变换和希尔伯特黄变换等。下面简要介绍小波变换在脑电信号处理上的应用。

小波变换其实是傅里叶变换转变过来的, 如果 $\psi(t)$ 的傅里叶变换为 $\Psi(j\Omega)$, 那么 $\psi(t/a)$ 的小波变换可以表示为 $a\Psi(ja\Omega)$, $\psi(t)$ 可以看作时间窗函数, $\psi(t)$ 的位移和伸缩定义为一族函数, 表达式为

$$\psi_{a,b}(t) = \frac{1}{\sqrt{a}} \psi\left(\frac{t-b}{a}\right) \tag{8.2.17}$$

式中, a 为伸缩的尺度因子, b 为位移分量。定义该函数和信号 $x(t)$ 的内积运算为 $x(t)$ 的小波变换, 表示为

$$WT_x(ab) = \int x(t)\psi_{ab}^*(t)dt = \frac{1}{\sqrt{a}} \int_{-\infty}^{+\infty} x(t)\psi^*\left(\frac{t-b}{a}\right)dt \tag{8.2.18}$$

式中, $\psi(t)$ 叫作基本小波或者母小波, $\psi_{a,b}(t)$ 叫作小波基函数, 因为 $x(t)$ 表示的模拟信号为连续信号, 所以式 (8.2.18) 又被称作连续小波变换 (Continuous Wavelet Transform, CWT), 小波基函数的持续时间随着尺度因子的增加而增加, 小波变换的小波还必须是带通函数并且其在时域上的波形是振荡并且快速衰减的。

本实验中的时频域处理主要是将预处理后的脑电信号使用小波分解到相应的节律中, 将不同节律的信号进行分析, 对其主要的数字特征进行记录分析, 与自回归模型的参数组合起来, 利用机器学习常用的处理脑电信号的方法进行训练, 可得到较好的识别结果。

第四, 非线性动力学特征。已有研究表明, 脑电信号具有非线性和混沌的特点, 因此, 运用非线性动力学相关理论分析脑电信号从而提取其特征, 在脑电信

号的分析中得到了广泛应用。脑电信号常用的非线性动力学特征有熵、分形维数和相关维数等，这种方法的不足之处是在进行非线性动力学分析时参数的选取较为困难。

综上所述，脑电信号的特征提取可以从多角度出发，针对具体问题选择不同的方法，而每种方法都有自身的优缺点。目前在大多数研究中往往将几种方法结合使用，提取多个不同角度的特征信息，提高情绪识别的准确率。

(2) 提取方法具体实现

这里主要介绍应用离散小波变换提取特征，为之后的分类研究提供基础。

在离散小波变换的角度，连续的一维脑电信号 $x(t)$ 经过小波变换变成 $WT_x(ab) = < x(t), \psi_{a,b}(t) >$ 为二维信号，二维信号中的数据是带有冗余的，现采用尺度的离散化和位移的离散化，尺度的离散化主要在小波基函数 $\psi_{a,b}(t) = \frac{1}{\sqrt{a}}\psi\left(\frac{t-b}{a}\right)$ 中 a 的取值离散化 $a^0, a^1, \cdots, a^j$，此时的小波基函数可以表示为 $a^{-\frac{j}{2}}\psi(a_0^{-j}(t-b))\ (j = 0,1,\cdots)$；关于位移的离散化，保持 j 不变在 b 轴上以间隔 $a^j b_0$ 均匀采样。当 a 的取值为 $a^0, a^1, \cdots, a^j$ 时，在 b 轴上的采样间隔可以表示为 $a^0 b_0, a^1 b_0, \cdots, a^j b_0$，连续的小波基函数 $\psi_{a,b}(t) = \frac{1}{\sqrt{a}}\psi\left(\frac{t-b}{a}\right)$ 可以离散为

$$\psi_{j,k}(t) = a_0^{-\frac{j}{2}}\psi\left[a_0^{-j}(t - ka_0^j b_0)\right] = a_0^{-\frac{j}{2}}\psi(a_0^{-j}tkb_0) \tag{8.2.19}$$

式中，对于连续的脑电信号，连续小波变换在上述离散点上的变化可以表示为

$$WT_x(j,k) = \int x(t)\psi_{j,k}^*(t)\mathrm{d}t \tag{8.2.20}$$

式 (8.2.20) 就是离散小波变化，但是这时候的脑电信号 $x(t)$ 和小波基函数 $\psi_{j,k}^*(t)$ 中的时间变量 t 并没有被离散化，只是在离散栅格上的小波变换，使用小波分析主要是利用离散栅格上的小波变换来对脑电信号进行重构，重构理论是建立在数学上的 "标架理论" 的基础上。

在本章的具体实现上主要采用的是小波包变换分析法进行时频分析。小波包分析法可以对时频方面进行更细致的划分，可以对信号的高频部分进行更精细的分解，没有冗余和遗漏，可以更好地反映信号的本质特征，还可以根据信号的特点自适应地选择最佳小波基函数。小波包分解公式可表示为

$$f(t) = \sum_{j=0}^{2^i-1} f_{i,j}(t_j)$$

$$= f_{i,0}(t_0) + f_{i,1}(t_1) + \cdots + f_{i,2^i-1}(t_{2^i-1}) \tag{8.2.21}$$

式中，$f_{i,j}(t_j)$ 代表第 i 层 (i,j) 上的重建信号，$j = 0,1,\cdots,2^i - 1$，根据式 (8.2.21)，初始信号 $f(t)$ 经小波包分解后得到的能谱可以表示如下：

$$E_{i,j}(t_j) = \int |f_{i,j}(t_j)|^2\,\mathrm{d}t = \sum_{k=1}^{m} |X_{j,k}|^2 \tag{8.2.22}$$

式中, $E_{i,j}(t_j)$ 表示第 i 层上的频段能量, $X_{j,k}$ 表示信号 $f_{i,j}(t_j)$ 重建后的离散点振幅, m 为信号的采样点数。由上述过程可得到信号频段上的能量熵值, 记为 W, 表示第 j 个节点的能量熵, 其表达式如下:

$$P_j = \frac{E_j}{E} \tag{8.2.23}$$

$$W = -\sum_j P_j \log_2 P_j \tag{8.2.24}$$

小波包分解是将原始信号按照图 8.9 所示的层次结构向下分解。此处采用 db4 小波对脑电信号进行 4 层分解, 并提取 α 波、β 波、δ 波、θ 波、γ 波 5 个节律的能量熵作为特征值。在图 8.9 中, A 代表低频, D 代表高频, 最后的数字代表小波包分解的层数。

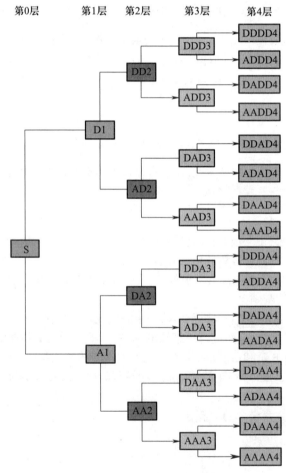

图 8.9　4 层小波包分解树

3. 情绪识别分类器选择

情绪识别常用的方法是机器学习和深度学习。深度学习是机器学习的一个分支, 被称为机器学习的高级演化, 它是一种使用神经网络作为架构来表征和学习数据的算法。深度学习基于数据, 数据集 (例如图像) 可以用不同的方式表征, 如像素、边缘、形状等。深度学习的优势在于, 它使用无监督或半监督特征学习方法和分层特征提取算法来代替传统的手动提取特征。表征学习的目的是让计算机从大规模还未进行标记的数据中学习, 从而能找到合适的规律, 并创建有效的模型。表征方法来自生物学中的神经科学, 是在信息处理和生物学神经系统的通信模式上创建的。至今深度学习已经演化出了很多算法门类, 例如卷积神经网络、递归神经网络和长短期记忆人工神经网络等, 这些框架已广泛应用于图像识别、音频识别、视频识别等多个领域, 并且在适用的领域取得了较好的效果。

KNN 算法、SVM 是两种常用的机器学习分类算法, CNN 是深度学习著名的神经网络之一, 每种学习算法应用的场景不同各自的优势也不同, 下面对这 3 个经典的分类模型进行简要叙述。

(1) KNN 算法

KNN 算法是一种监督学习算法, 在情绪识别的研究中也是一种常见的分类算法。KNN 算法具有几个要素: k 值、距离、分类决策规则。距离这里常用欧几里得距离 (Euclidean distance) 来计算, 它通常用于测量两个点或元组之间的距离, 计算公式如下:

$$dist(X_1, X_2) = \sqrt{\sum_{t=1}^{n} (x_{1i} - x_{2i})^2} \qquad (8.2.25)$$

KNN 算法有以下优点: 重新训练的成本低; 简单易于实现, 有效; 既适用于分类和也适用于回归; 适用于多样本的分类问题; 叠加交叉非常多的样本, 效果好。

KNN 算法有以下缺点: 测试效率不高, 规则性差。

在机器学习中, 实验在测试阶段的时间要求比训练阶段高得多, 但是 KNN 算法在样本数量大的时候计算量很大, 速度会很慢, 通常实验在很多场景下的数据既复杂又多, 对算法时间的要求也比较高, 所以 KNN 算法显然不是很合适。

(2) SVM

SVM 是二分类中常见的模型, SVM 的原理是使用 "分类超平面" 进行数据分类。使用分类超平面划分数据时, 遵循最大间距的原则。在二维平面中对两组数据进行分类, 可以确定许多分类超平面。当前 SVM 也被广泛应用于脑电信号领域, 比如情绪识别。

(3) CNN

深度学习目前广泛应用于自然语言处理、计算机视觉和语音识别等多个领域。深度神经网络可以很好地处理图像、语音和文字数据, 并且很容易使用反向传播算法来更新数据模型。神经网络这种框架结构可应用于多种问题, 理论上来说层级多深度广 (数百万参数量), 可以表示及研究所能遇到的大部分场景。

CNN 学习能力很强, 其在自然语言处理、计算机视觉和语音识别等多个领域表现良好; CNN 层数多且宽度广, 从理论上讲, 它可以映射任何函数, 从而可以解决非常复杂的问题。CNN 的性能在很大程度上取决于数据量, 数据量越大, 其性能越好。道路设备监控、人脸识别和地震预测等一些应用已经在我们的生活中发挥了极大的作用。同时, 还可以通过调整 CNN 的参数来进一步提高其识别能力。深度学习有很多框架可以使用, 例如 TensorFlow 和 PyTorch, 这两个框架已经成为当今深度学习领域应用最为广泛的两种框架, 它们可以兼容很多平台, 给人们处理图像等问题提供了极大的便利。

4. 情绪识别具体实现

这里介绍一种基于双树复小波变换 (Dual Tree CWT, DTCWT) 的特征提取方法, 用视频诱发 16 名受试者的情绪, 并使用 Neuroscan 获取原始信号, 脑电信号和肌电信号都被带通滤波消除, 并通过 DTCWT 获得各频段的重建信号。最后, 利用 SVM 对 3 种情绪进行分类: 平静、快乐和悲伤, 可以获得 90.61% 的分类准确率。

(1) 双树复小波变换特性

利用 DTCWT 和合理的滤波器可以实现平移不变性。当输入信号有延迟时, 小波变换的结果是振荡的, 双树复小波变换的结果也会出现相应的延迟。因此, 在进行信号分析时, 当存在平移敏感性或误差时, DTCWT 可以更有效地解决小波变换所存在的问题。

(2) 支持向量机分类器

SVM 被提出来用于两个值的分类, 然而, 这里的工作是识别情感, 不可避免地涉及多分类问题。在这里多重分类问题被分为两个二分类问题进行 SVM 训练, 每次 SVM 都是将其中一类数据作为一个类别, 其余的数据被划分为另一个类别, 类似于二叉树的结构。

(3) 相关数据处理与分析

在 3 种不同的情绪状态下, 16 名受试者数据被输入 SVM 分类器中, 并进行 3 折交叉验证法。惩罚系数 c 和核参数 g 的最佳值分别为 2 和 -3, 如图 8.10 所

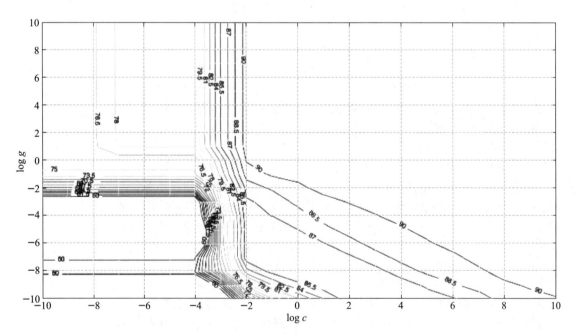

图 8.10　参数的最佳值趋势图

示, 交叉验证时的最高识别率可达 90%。在确定了由 16 名受试者得到的最合适的参数以及最佳的 c 和 g 之后, 选择了一组快乐的情绪作为测试数据, 平均识别率为 87.85%.

8.3 小结

本章主要介绍了情绪脑电信号的相关概念及具体应用, 主要领域是脑机接口与情绪识别相融合, 从情绪识别的研究方法, 包括脑电信号的采集过程、情绪诱发实验的设计以及目前情绪识别常用的公共数据集的相关内容, 到进行情绪脑电信号预处理、特征提取以及常用分类器的简介, 最后再代入具体应用, 直观地显示了各个过程中的具体算法实现效果, 并取得了较好的识别率。本章旨在让读者从基础概念的认知过渡到具体实现, 快速地了解情绪识别研究领域。

参考文献

[1] Koelstra S, Muhl C, Soleymani M, et al. Deap: A database for emotion analysis using physiological signals[J]. IEEE Transactions On Affective Computing, 2012, 3(1): 18–31.

[2] Soleymani M, Lichtenauer J, Pun T, et al. A multimodal database for affect recognition and implicit tagging[J]. IEEE Transactions on Affective Computing, 2012, 3(1): 42–55.

[3] Zheng W L, Lu B L. Investigating critical frequency bands and channels for EEG-based emotion recognition with deep neural networks[J]. IEEE Transactions on Autonomous Mental Development, 2015, 7(3): 162–175.

[4] Duan R N, Zhu J Y, Lu B L. Differential entropy feature for EEG-based emotion classification[C]// International IEEE/EMBS Conference on Neural Engineering, San Diego, 2013: 81–84.

[5] Katsigiannis S, Ramzan N. DREAMER: A database for emotion recognition through EEG and ECG signals from wireless low-cost off-the-shelf devices[J]. IEEE Journal of Biomedical and Health Informatics, 2017, 22(1): 98–107.